全国名老中医药专家罗仁传承工作室建设项目
广东省名老中医药专家罗仁传承工作室建设项目

中医养生经典格言

ZHONGYI YANGSHENG JINGDIAN GEYAN

第 2 版

主　编　罗　仁　陈　晶

副主编　黄建华　刘艳艳　陈淑娟

编　者　（以姓氏笔画为序）

邓　卫　　刘艳艳　　毕建璐

孙晓敏　　李纪强　　杨少锋

陈　晶　　陈淑娟　　罗　仁

经　媛　　赵晓山　　聂晓莉

黄建华　　赖名慧　　戴红芳

魏　敏

河南科学技术

· 郑州 ·

内容提要

本书在第 1 版的基础上修订而成，以"上工治未病"的理论为指导，精选中医历代经典著作中有关养生保健格言 300 余则，每则包括条文、注释及按语。按养生基本思想、养生原则、心理调摄、日常保健、药疗、按摩、针灸及因人、因时、因地养生等分类编排。内容经典，均为中医先贤之论述；格言语录式，简短易记；辅以注释及按语，便于理解与应用。本书为中医养生读本，可供中医院校师生、中医规培生及爱好中医养生人士阅读参考。

图书在版编目（CIP）数据

中医养生经典格言/罗仁，陈晶主编. －2 版. －郑州：河南科学技术出版社，2020.5（2021.9 重印）

ISBN 978-7-5349-9901-7

Ⅰ.①中… Ⅱ.①罗… ②陈… Ⅲ.①养生（中医） Ⅳ.①R212

中国版本图书馆 CIP 数据核字（2020）第 039643 号

出版发行：河南科学技术出版社
北京名医世纪文化传媒有限公司
地址：北京市丰台区万丰路 316 号万开基地 B 座 1-115 邮编：100161
电话：010-63863186 010-63863168
策划编辑：杨磊石
文字编辑：杨 竞
责任审读：周晓洲
责任校对：龚利霞
封面设计：龙 岩
版式设计：崔刚工作室
责任印制：苟小红
印 刷：河南省环发印务有限公司
经 销：全国新华书店、医学书店、网店
开 本：850 mm×1168 mm 1/32 印张：3.75 字数：92 千字
版 次：2020 年 5 月第 2 版 2021 年 9 月第 2 次印刷
定 价：18.00 元

如发现印、装质量问题，影响阅读，请与出版社联系并调换

第 2 版序

《中医养生经典格言》第 1 版于 2010 年 6 月由人民军医出版社出版,受到读者好评。由于军改,人民军医出版社已撤销,故第 2 版改由河南科学技术出版社出版。

2019 年 10 月 25 日在北京召开了全国中医药大会,中共中央总书记、国家主席、中央军委主席习近平对中医药工作作的重要指示指出,中医药学包含着中华民族几千年的健康养生理念及其实践经验,是中华文明的一个瑰宝,凝聚着中国人民和中华民族的伟大智慧!习近平强调,要遵循中医药发展规律,传承精华,守正创新,为我国中医药事业发展指明了方向。

笔者在 40 余年的中医临床工作中,深刻体会到培养高素质中医药人才的重要。运用中医药学理论,应用中医药的文化、中医药的思维,学经典,多临床,用经方。随着新时代老年社会对医养融合的需求,我们更需要传承、整理中医药有关中医养生的经典。因此,在出版社及杨磊石老师的支持下,我们对本书进行了修订再版。本版保留了原版的基本框架和特色,对内容进行了认真审校,修正了原版中的错漏,调整充实了部分内容,在编排上亦作了一些改进。书中如有不当之处,欢迎读者批评指正。

罗 仁

2019 年 11 月 2 日

第1版序

中医学是人类医学之树上的一朵奇葩，独具风貌。中医养生是指在中国古代哲学和中医学的理论指导下，天人合一，顺应四时，调摄起居、情志、饮食，避免劳倦，结合适当的体育锻炼，保养人生，以达到"阴平阳秘、精神乃治"的境界。中医养生学联系着天文与地理、自然与社会、思维与人生，内容十分丰富。中医养生的基本思想是：强调"正气"的作用，防微杜渐"治未病"；把握生命和健康的整体观念及辩证思想；重视心理因素；把人类、社会和环境联系起来，去理解和对待人体的健康和疾病。

当代医学模式已由生物医学模式演变为"生物-心理-社会医学模式"，较以往更加重视控制和降低慢性病的发病率，推行"三级预防"已经是目前整个卫生事业的重点。其中，"一级预防"指健康人的疾病预防，是最积极的预防，是社会预防的主干，是预防的前沿。一些发达国家一直在努力探索健康管理的新模式。芬兰国家公共卫生学院实施的通过改良生活方式预防冠心病的项目取得了成功，人群的血压、胆固醇水平和心脏病病死率均显著下降。美国政府制订了名为"健康人民"的全国健康管理计划，美国企业和学术界亦十分关注健康和生产效率管理，控制医疗费用，提高服务质量和效率。

国外健康管理的发展日新月异，但是国际上这种"预防为主"的健康管理新理念却与中医学这门古老科学的思路异曲同工，而且古代中医养生学的深刻思想和高度成就直至今日仍令我们感到由衷钦佩。中医倡导"上工治未病,中工治欲病,下工治已病"的原则,与现代科学发展的思维方法不谋而合,中医养生学的理论与方法将在今后人类健康管理领域发挥重要的作用。

当代社会的物质文化生活空前丰富,人类平均寿命延长,社会老龄化特点突出,人们对健康具有比以往更高的期望。但是由于生活节奏加快、工作压力和人际关系压力增加,很多人处于不良的生活工作环境中。在这种情况下,养生显得尤为重要。我们多年来致力于亚健康基础理论、预防与干预的研究,在工作过程中,深感中医养生学的独特魅力,因此我们整理了中医养生的代表性格言,加上按语,编纂成书。编写时力求通俗易懂,切合实用,使中医养生能够走进千家万户,使更多的人能够懂得养生、保持健康,使祖国医学的瑰宝在当今时代重新焕发光彩。

最后,给读者每日养生保健的建议(1118 方案):

每天笑一笑

运动一小时

早晚一杯水

三餐八分饱

祝您健康!

编　者

2009 年 12 月

目 录

一、中医经典与健康管理

(一)健康与预期寿命

随着生物医学模式的逐渐转变,人们对健康的理解也发生了变化。世界卫生组织(WHO)1948 年在宪章中提出的健康概念是:不仅是没有疾病和虚弱,而且是一种个体在身体上、精神上、社会上的完全安宁状态。关于健康的最新、最权威的概念是 1989 年WHO 提出的健康新概念:除了躯体健康、心理健康和社会适应良好外,还要加上道德健康,只有这四个方面都健康才算是完全的健康。

预期寿命是指一个个体或群体根据以前及现在的生存状况所估计能存活的最大年龄,人类的最高预期寿命称作"寿限",是指人的自然寿命可以活到的年龄,中医学称之为"天年"。预期寿命受到许多因素的影响,如健康状况、经济水平、医疗条件、性别差异、遗传因素等。平均预期寿命代表了一个国家、民族的经济实力和医疗水平。

(二)健康管理的概念与目的

健康管理是一种对个人及人群的健康危险因素进行全面管理的过程。也有人认为是健康管理循环的不断运行,即对健康危险因素的检查监测(发现健康问题)—评价(认识健康问题)—干预(解决健康问题)—再监测—再评价—再干预……其中健康危险因素干预(解决健康问题)是核心。健康管理可以理解为运用管理学

— 1 —

理论和方法,在提高社会健康意识、改善人群健康行为、提高个体生活质量的过程中进行有计划、有组织的系统活动,包括疾病预防、临床诊疗、康复保健等。根据管理对象不同可分为个人、社区、社会的健康管理。

通过健康管理,健康人可以减少疾病发生,预防疾病,提高体质、延长寿命,提高生存质量;通过健康管理,病人可以防止疾病的进展,恢复健康,并尽量节约开支,有效降低医疗支出;通过健康管理,社会可以节约有限的医疗资源,提高社会的医疗水平和公民的健康水平。

(三)健康管理的原则与内容

1. 男女有别 《素问·阴阳应象大论》谓:"阴阳者,天地之道也"。人身来源于父母,既有男女性别之异,其生理特点也存在很大的差异。男子属阳,性多刚悍,以气为本,又多从事体力劳动,耗气较多,故养生调适多以益气固阳为主;《灵枢·五音五味》篇说:"妇人之生,有余于气,不足于血,以其数脱血也。"故女性多柔弱,以血为先,养生调适宜补血养阴。

2. 人生有序 人的一生,都要经历发育、生长、衰老和最终死亡这一过程。早在 2000 年前,古代医家就按年龄把人分成小、少、壮、老几个阶段。不同年龄,生理特点各异,故调养身体,理应有别。在婴、幼、儿童期,其特点可以概括为"稚阳未充,稚阴未长"(《小儿药证直诀》)。鉴于儿童的生理特点,以护养其"稚阴""稚阳"为要,饮食用药忌用峻猛、慎用过于寒热之剂,药量宜轻而中病即成。壮年期,《灵枢·天年》篇谓人生"二十岁,血气始盛,肌肉方长";《素问·上古天真论》谓男子 32 岁左右则"筋骨隆盛、肌肉满壮",女子 28 岁左右则"筋骨劲强、身体盛壮"。故此期可耐药石,调摄当视个人体质之偏而调理阴阳。女子 49 岁、男子 56 岁左右,便开始出现生理功能减退、气血阴阳不足的老年期。《素问·上古天真论》谓:"今五脏皆衰,筋骨解堕,天癸尽矣,故发鬓白,身体重,行步不正,而无子耳。"因此老年人的调摄,当以补为主,时时顾其正气,方能使阴阳保持相对平衡,以达到健康长寿的目的。

3. 顺天时以养生 《素问·四气调神大论》说:"四时阴阳者,万物之根本也。所以圣人春夏养阳,秋冬养阴,以从其根,故与万物沉浮于生长之门。逆其根,则伐其本,坏其真矣。"一年四季中有春温、夏热、秋凉、冬寒的不同时序,生物界顺其阴阳消长之机,而有春生、夏长、秋收、冬藏的生命节律,人亦当应之而护养阴阳。夏季,《黄帝内经》谓之"发陈",春天为阳气升发之季,人也应与自然相应,因此春季宜外出春游踏青,以通畅气机,护养少阳春生之气;衣着要注意保暖,旨在护养春生之阳气;饮食调摄也应当以顾护阳气为重,切莫寒凉太甚。夏季,《黄帝内经》谓之"蕃秀",故养生应晚睡早起,以顺应自然;生活宜养而有度,防暑伤阳;饮食宜顾护中州,振奋脾阳。秋季,《黄帝内经》谓之"荣平",秋天天高气爽,是一派干燥之象,此时,人因之而奉收,阳气内敛,阴气渐长,养生贵在滋阴敛阳;饮食调理宜滋阴润燥;生活起居宜宁神敛阳。冬季,《黄帝内经》谓之"闭藏",风寒冰冽,自然界阴盛阳衰,万物闭藏。此时养生宜精血内藏以养阴,去寒就温以养阳。

4. 按月廓盈亏而补泻 《素问·八正神明论》说:"月始生,则血气始精,卫气始行;月廓满,则血气实,肌肉坚;月廓空,则肌肉减,经络虚,卫气去,形独居。是以因天时而调血气也。"中医经典学说认为人体阴阳、气血、经脉的虚实变化,与月亮的盈亏有着密切的关系。因此根据月亮的盈亏来判断人体阴阳气血的盛衰,从而确定补泻方法,人们在养生与调整阴阳时,要考虑到月亮的变化对人体的影响:月满时阴阳气血多实,则应少进补品;月亏时阴阳气血多虚,则应少服攻伐之药。

5. 随昼夜晨昏而调摄 人居自然界中,大自然中昼夜晨昏的变化,对人体生理功能有直接或间接的影响。中医学对人体昼夜节律的认识,主要是从昼夜阴阳消长转化规律,来阐发人体脏腑气血功能活动的盛衰节律。《素问·生气通天论》谓:"阳气者,一日而主外,平旦人气生,日中而阳气隆,日西而阳气已虚,气门乃闭。是故暮而收拒,无扰筋骨,无见雾露,反此三时,形乃困薄。"因此平旦至日中,阳气生而盛,宜顺之而养阳,应在黎明清晨,适当进行户外活动,活动肢体,使气血调畅,有助阳气生发。日暮至夜半,阳敛而藏,人当安静凝敛,少劳作,干扰筋骨,以顾护精血而养阴。

6. 按体质差别而补养 人的体质是有巨大差异的,早在《黄帝内经》中古代医家就试图从不同的角度对人体的体质进行划分。如《灵枢·寿夭刚柔》篇说:"人之生也,有刚有柔,有弱有强,有短有长,有阴有阳",这就是禀赋不同而体质各有差异。《素问·平人气象论》说:"人以水谷为本",不同的食物可以造成体质的不同。同时,不同的区域、不同的种族都存在体质上的差异,但体质的差异概括起来不外乎阴阳的偏盛偏衰而已。其摄养的原则,当辨体质之差异而补益阴阳。视个体之异,或以补阴为主,或以益阳为要。补阴而助阳,益阳以配阴,就能"源泉不竭""生化无穷",健康长寿。

7. 谨和五味而调饮食 中医学十分重视脾胃的调理。《素问·五脏别论》说:"胃者,水谷之海,六腑之大源也。"《素问·灵兰秘典论》说:"脾胃者,仓廪之官,五味出焉。"故中医学称脾胃为后天之本。凡养生者,无不以脾胃为本源,调摄之要,当健脾益胃。而饮食调摄又是健脾益胃不可或缺的一个环节,如《素问·平人气象论》曰:"人以水谷为本,故人绝水谷则死"。饮食调养是指人体通过摄取食物获得营养,以补益精气,纠正脏腑阴阳之偏,达到抗衰延年,调治疾病的目的。饮食调理时要注意"忌饥饱、莫寒热、宜清淡、避生冷、细咀嚼"这些比较容易操作的事项。中医学的特色在于谨和五味以滋五脏,如《素问·生气通天论》说:"谨和五味,骨正筋柔,血气以流,腠理以密,如是则骨气以精,谨道如法,长有天命。"中医学认为,饮食之五味与五脏各有其亲和性。如《素问·宣明五气篇》曰:"酸入肝,辛入肺,苦入心,咸入肾,甘入脾。"因此饮食养生须五味和调,方能滋养五脏之气,如果饮食过于偏嗜,则会导致营养不足,诱发多种疾病,如《素问·生气通天论》说:"阴之所生,本在五味,阴之五宫,伤在五味。是故味过于酸,肝气以津,脾气乃绝。味过于咸,大骨气劳,短肌,心气抑。味过于甘,心气喘满,色黑,肾气不衡。味过于苦,脾气不濡,胃气乃厚。味过于辛,筋脉沮弛,精神乃央。"

8. 运行气血多运动　人之气血,贵在升降出入有常,运行不息。如《素问·六微旨大论》说:"气之升降,天地之更用也……出入废则神机化灭,升降息则气息孤危。"故善养生者,必调和气血,使之周流不息。而运行气血的一个重要途径就是多运动。自然界是永恒运动着的物质世界。人居天地之间,故其生命亦在于运动。中医运动养生的内容极为丰富,种类甚多,方法也多。如气功、导引、五禽戏、八段锦、太极拳、易筋经、推拿、散步、慢跑、登山等。中医对运动养生锻炼讲求意、息、行动的和谐统一,即意守、调息、行动的协调统一。同时,强调运动养生也要讲究适量,不可过劳,否则会有害于健康,甚至丧命。

9. 平性怡神善天年　人之情志活动,与气机密切相关。情志调畅,则气机平顺;情志不舒,则每致气机逆乱或郁闭。如《素问·举痛论》所说:"百病皆生于气也。怒则气上,喜则气缓,悲则气消,恐则气下……惊则气乱……思则气结。"养生旨在静神,静神意在全形:道法自然、怡情养神;少私寡欲、清心宁神;抑目静耳、逐扰安神;开朗乐观、怡情畅神;陶冶情志、平性怡神;保精益气、养心安神。

10. 上工治未病　中医经典的治未病有两种意义:一是防病于未然,一是既病之后防其传变。前者的主要内容就是摄生,如《素问·四气调神大论》说:"是故圣人不治已病,治未病;不治已乱,治未乱,此之谓也。夫病已成而后药之,乱已成而后治之,譬犹渴而穿井,斗而铸锥,不亦晚乎!"正说明了摄生对预防疾病的发生有着重要意义。摄生要遵循一定的原则,可以概括为以下两方面:第一,调摄精神形体,增强身体健康,提高防病功能;第二,适应四时变化,避免外邪侵袭。治未病的另一个意义是既病防变,如《素问·阴阳应象大论》说:"故邪风之至,疾如风雨。故善治者治皮毛,其次治肌肤,其次治筋脉,其次治六腑,其次治五脏。治五脏者,半死半生也。"这说明外邪侵入人体以后,如果不及时处理,病邪就有可能逐步深入,侵犯内脏,使病情加重。因此,治疗疾病时,应注意防止疾病的传变。正如《素问·八正神明论》所说:"上工救其萌芽,下工救其已成,救其已败。"

(四)现代健康管理要点

1. 心理调节　在现实生活中,人们常常会遇到各种困难,在面对这些困难时,有些人能以积极向上的心态与坚定的毅力去战胜它,有些人则心灰意冷而自甘堕落,有些人甚至走上自杀的道路。现代许多疾病的发生都与心理调节失衡有关,因此,在健康管理中首先就要注意心理对健康的影响而及时地进行心理调节。心理调节的实质应该说是一种个体的适应,即当环境发生变化时,个体应该积极地通过自身的调节系统去适应环境,否则会引起疾病的发生。

2. 适当运动　"生命在于运动",现代医学研究认为,适当的体育锻炼,可增强神经的功能;调节内分泌,促进新陈代谢,维持内环境的平衡;改善心脑血管的功能;增加肺内气体交换,提高血氧含量;增进胃肠功能等。对于健康管理来说,制定一个运动计划,且长期坚持下来,是一个不可或缺的环节。当然运动必须同个人身体情况相结合,不可超出自身的承受能力,否则会对健康造成损害,得不偿失。

3. 合理膳食　饮食是维持生命活动的物质基础和能量源泉,合理的膳食是健康管理的重要组成部分。在日常生活中,必须注意饮食卫生;注意饮食的合理搭配,不可过饥地食用肥甘厚味,要多吃些蔬菜水果;同时饮食也应有节,不可过饮或过饱。对于病人来说,合理的膳食就显得更加重要,如高血压病人要控制盐的摄入,否则就会导致病情加重。

4. **戒烟控酒** 现代科学研究证实,烟草中含有大量的有害物质。大量的流行病学研究证明:抽烟与心脑血管疾病、肿瘤、呼吸系统疾病、消化系统疾病、生殖系统疾病等有着密切的关系。适当的饮酒,有益于身体健康,而酗酒则会导致很多安全隐患。所以在个体健康管理中,戒烟控酒就显得十分重要。

5. **早防早治** 现代医学证明,有很多重大疾病是可以预防的,如许多传染病,接种疫苗后,就可以增强对这种疾病的抵抗力,减少患病的概率,增加健康的安全系数。同时许多疾病早期发现,早期治疗,不但能够节约医疗卫生资源,而且效果会比较好,比如肿瘤早发现早治疗的重要性,因此定期进行体检是必需的。

二、中医养生的基本思想

（一）不治已病治未病

【条文】 圣人不治已病治未病，不治已乱治未乱……夫病已成而后药之，乱已成而后治之，譬犹渴而穿井，斗而铸锥，不亦晚乎。（战国·《素问·四气调神大论》）

【按语】 古人认为医术高超的人重点不是治疗已发生的疾病，而是防止疾病的发生；如果疾病已产生再去治疗，那就好像渴了才去挖井、临战才去铸造兵器，远不如养生防病的作用大。

【条文】 余少多危病，百药罔效。退而忍嗜欲、淡饮食、慎起居而病自愈。经一番疾痛，增一番强固，不以病治病，治其所未病也。（明·梁学孟《国医宗旨·陆序》）

【按语】 养生之道贵在未雨绸缪！平时节制欲望，清心寡欲，清淡饮食，起居有节，从整体综合调养身体，比单纯治疗疾病更行之有效，这也是上工治未病的体现。

【条文】 是知人之生须假①保养，无犯和气，以资生命。才失将护，便致病生。苟或处治乖方②，旋见颠越。防患须在闲日③。故曰：安不忘危，存不忘亡。此圣人之预戒也。（宋·唐慎微《重修政和经史证类备用本草·序例上·衍义总序》）

【注释】 ①假：借助。

②乖方：错误的方剂。即不符合疾病的方剂。

③闲日：指未发病的时候。

【按语】 养生袪病的关键在于防病，平素注意身体的调养，从小处入手，防患于未然，使疾病无可乘之机，身体健康无病。

【条文】 祸始于微，危因于易，能预此者，谓之治未病；不能预此者，谓之治已病。知命者，其谨于微而已矣。(明·张介宾《类经·摄生类·不治已病治未病》)

【按语】 疾病的发生往往是由那些微小的、易被忽视的小毛病而引发，所以养生保健要注意细节，防微杜渐，在疾病未发之时进行干预。

【条文】 事贵预防，医治未病。(明·聂尚恒《活幼心法·痘症或问六条》)

【按语】 处理好事情的关键在于防止此类事情的发生，治疗好疾病的关键在于注意养生保健，防止疾病的发生。

【条文】 良医者，常医无病之病，故无病；圣人者，常治无患之患，故无患也。(西汉·刘安等《淮南子·说山训》)

【按语】 真正的能者不在于就事对事，而是在事情发生之前就采取有效的预防措施，同理，养生治病的可贵之处不是治愈已患疾病而是防护机体，防止疾病发生。

【条文】 知不知，尚矣。不知不知，病矣。是以圣人之不病，以其病①病，是以不病。(马王堆汉墓出土帛书《老子》整理本)

【注释】 ①病：担忧，患苦。引申为预防。

【按语】 健康与生病的区别在于知不知,即了解那些可能引起疾病的隐患,或者察觉到疾病将发的微小征兆,并采取积极措施,防止疾病的发生,这也是明智之人健康长寿的原因。

【条文】 吾谓病未至而防之则易,病已至而治之则难。(清·吴其浚《植物名实图考·贯众》)

【按语】 在疾病未发时,注重平素养生,调养身体,防止疾病的发生是比较容易的;而当疾病出现后再手忙脚乱地医治,便相对没有那么容易啦。因此要远离疾病,保持健康,就应当从那些容易的事做起。

【条文】 保养之义,其理万计,约而言之,其术有三:一养神,二惜气,三堤①疾。(宋·唐慎微《重修政和经史证类备用本草·序例上·衍义总序》)

【注释】 ①堤:防。

【按语】 养生保健的方法有许多种,但归纳起来不外乎三点:调养神气,养护正气,还有就是预防疾病的发生。

【条文】 医书治已病,平心和气治未病。(宋·司马光《司马温公集·与范景仁第四书》)

【按语】 写在医学著作上的内容,只是教我们如何治疗疾病;而平素的调神养身,却能够使我们防止疾病的发生。

【条文】 治已病,不若治未病。(清·曹庭栋《老老恒言·防疾》)

【按语】 治疗好疾病,不如在疾病未发之时,就做好养生防护工作。

【条文】 圣人治未病,不治已病,非谓已病而不治,亦非谓已病而不能治也。盖谓治未病,在谨厥始,防厥微,以治之,则成功多而受害少也。惟治于始微之际,则不至于已著而后治之,亦自无已病而后治也。今人治已病,不治未病,盖谓病形未著,不加慎防,直待病势已著,而后求医以治之,则其微之不谨,以至于著,斯可见矣。圣人起居动履,罔不摄养有方,间有几微隐晦之疾,必加意以防之,用药以治之,圣人之治未病,不治已病有如此。(明·徐春甫《古今医统·慎疾慎医》)

【按语】 治未病的思想在于当疾病未发或者疾病初发不甚时,就采取有力措施干预疾病的发生、发展,这比在疾病发生或者比较严重的时候救治更有效果。这也是古人强调治未病的原因。

【条文】 明治病之术者,杜未生之疾。(晋·葛洪《抱朴子·用刑》)

【按语】 真正懂得治病的人,能够防止疾病发生,或将疾病治愈于萌芽阶段。

【条文】 与其救疗于有疾之后,不若摄养于无疾之先。盖疾成而后药者,徒劳而已。是故已病而不治,所以为医家之法;未病而先治,所以明摄生之理。夫如是则思患而预防之者,何患之有哉?此圣人不治已病治未病之意也。(元·朱震亨《丹溪心法·不治已病治未病》)

【按语】 养生防病在于明白调摄养生之道,以及病后的养护调理,而不是恣意为事,当疾病发生后才有所行动。

【条文】 善养性者,则治未病之病,是其意也。(唐·孙

思邈《千金要方·养性序》)

【按语】 善于养生保健的人,能够防止疾病的发生,是古人认为治未病的智者。

【条文】 至人消未起之患,治未病之疾,医之于无事之前,不追之于即逝之后。(唐·孙思邈《备急千金要方·养性序》)

【按语】 水平高超的人,在于消除疾病发生的种种隐患或征兆,而不是在危害已经存在之后,才手忙脚乱地救治。

【条文】 与其病后善服药,莫若病前善自防。(清·陈梦雷等《古今图书集成医部全录》)

【按语】 在病后服药治疗,不如在平素就做好养身防病的工作。

【条文】 欲求最上之道,莫妙于治其未病。大凡疾病虽发于一朝,已实酿于多日,若于未发之先必呈于形色,遇明眼人预为治疗,可期消患于未萌也。(明·袁班《证治心传·卷一·证治总纲》)

【按语】 疾病的发生发展是一个逐渐演变的过程,临床发现时致病的不良因素大都已经存在很长时间了,因此在疾病发生之前或病发而未著之时,就做好预防措施,才是养生疗病的良策。

【条文】 上工救其萌芽,必先见三部九候之气,尽调不败而救之,故曰上工。(战国·《素问·八正神明论》)

【按语】 所谓的治未病,除了注意平素的养生保健外,还要注意把握治疗疾病的时机,争取在疾病发生的早期,正气未衰之时就将其治愈。

(二)顺应四时　天人相应

【条文】　智者之养生也,必顺四时而适寒暑,和喜怒而安居处,节阴阳而调刚柔,如是则僻邪不至,长生久视。(战国·《灵枢·本神》)

【按语】　有智慧的人,能够适应外界气候冷暖的变化,适时增减衣物;能够调节情绪,不使自己过分喜乐或愤怒;同时又注意保持健康规律的饮食起居活动,使阴阳调和,刚柔相济,从而做到正气内存,内外邪气不易侵袭为患,身体健康长寿。

【条文】　四气调神者,随着春夏秋冬四时之气,调肝心脾肺肾五脏之神志也。(清·黄士宗《黄帝内经直解》)

【按语】　人有五脏、五神、五志,故人体精神意志的调养,应当顺应春夏秋冬四时气候的变化,做适当调整,才能做到五脏神志调和。

【条文】　天温日明,则人血淖①液而卫气浮,故血易泻,气易行,天寒日阴,则人血凝泣而卫气沉。(战国·《素问·八正神明论》)

【注释】　①淖(nào):大卓,濡润。

【按语】　人体气血的运行可因天气温度的不同而变化。气候温和,日色晴明,则人的血液流行滑润,而卫气浮于表,血容易流通,气容易行;气候寒冷,天色阴霾,则人的血行滞涩不畅,而卫气沉于里。

【条文】"肝旺于春""心旺于夏""脾旺于长夏""肺旺于秋""肾旺于冬"(战国·《素问·平人气象论篇第十

八》)

【按语】 五脏功能通于四季气候。春季,肝脏功能旺盛,因此春季养生应少吃酸性食物,多食甜食,以防肝火过旺以伤脾土。夏季,心脏功能旺盛,因此夏季应少吃苦性食物,多吃辛性食物,以免心火过亢,伐克肺金。秋季,肺脏功能旺盛,因此秋季应少吃辛燥之品,多食酸性温润之品,以润肺金而防肝伤。冬季,肾脏功能旺盛,因此冬季饮食不宜过咸伤肾,而宜温养。

【条文】 春气在经脉,夏气在孙络,长夏气在肌肉,秋气在皮肤,冬气在骨髓中。(战国·《素问·四时刺逆从论》)

【按语】 四季阴阳变化,影响体内气血的分布。春天阳气上升,地气开泄,人体经脉气血畅行,所以春季气血多分布在经脉。夏天阳气盛,气血充盛满溢于浅表的经脉。长夏(夏秋之交)体内深浅经脉俱盛,而气血多分布于肌肉。秋季自然界生机之气开始收敛,人体的皮肤腠理闭合。冬季万物闭藏,人体气血亦深藏潜伏于骨髓。

【条文】 以一日分为四时,朝则为春,日中为夏,日入为秋,夜半为冬。(战国·《灵枢·顺气一日分为四时》)

【按语】 自然界是相互关联的统一整体,一年分四季,四季转化有一定的规律,按照这种阴阳盛衰的变化,一昼夜也可分为四季,早上为春,中午为夏,傍晚为秋,半夜为冬。

【条文】 天生阴阳寒暑燥湿,四时之化,万物之变,莫不为利,莫不为害。圣人察阴阳之宜,辨万物之利,以便生,故精神安乎形,而寿长焉。(战国·《吕氏春秋·尽数》)

【按语】 自然界中存在着阴阳寒热燥湿、四季交替等种种事物的复杂变化,这些纷繁复杂的变化对人类有利有弊,圣人懂得适应阴阳变化,辨别利用事物有益的一面,使得精神与形体相安相守,做到益寿延年。

【条文】 凡人身有气、有血,犹天地有阴阳也。(清·曹仁伯《琉球百问·琉球问答·奇兵论》)

【按语】 人体的气血是生命存在的前提,为机体的生命活动提供物质保障,因此养护生命一定要爱惜气血。

【条文】 人与天地相参,与日月相应。故人之阴阳上应天之阴阳,而为寒为热也。(清·张锡纯《伤寒论直解·卷一·辨脉法》)

【按语】 人体作为自然界中的一部分,与外界相通相息,自然界中的阴阳变化反映于人体,可表现为寒热的变化,因此可以通过观察寒热的变化来推测阴阳的偏盛偏衰,并慎养之,务必保证体内阴阳的平衡。

【条文】 阴阳交而天地泰,精气合而人身安,人身一小天地也。(清·冯兆张《冯氏锦囊秘录·杂症·方脉痨瘵合参》)

【按语】 地气上升,天气下降,上下升降协调为《周易》的泰卦,表示阴阳相交,上下交通,人身如同外在的自然界,只有阴阳平衡协调,精气充盈调和,使生机无限,气血精神得以充养,寿命得以长久。

【条文】 生之本,本于阴阳。天地之间,六合之内①,其气九州、九窍、五脏、十二节,皆通乎天气。(战国·《素问·生气通天论》)

【注释】 ①六合之内:犹"普天下"。

【按语】 古代哲学认为,阴阳是天地万物存在发展的根本和动力,同时也是天地自然与人体五脏六腑、四肢九窍经脉相贯通的原因,因此阴阳调和也是实现人们健康长寿的根本。

【条文】 人禀阴阳五行之气,以生于天地间,无处不与天地合。人之有病,犹天地阴阳之不得其宜①。故欲知人,必先知天地。(清·石寿堂《医原·人身一小天地论》)

【注释】 ①不得其宜:指阴阳有偏盛偏衰,五行有过亢与不及。

【按语】 人体与外界自然息息相通,人体阴阳五行的变化与外界阴阳五行相呼应,因此养生祛病,要善于把握和运用天地自然的各种规律,并将其作为调治"阴阳不和"的方法,顺应四时阴阳五行,辨证施治。

【条文】 循天之道以养其身,谓之道也。……夫德莫大于和,而道莫正于中①。中者,天地之美达理也,圣人之所保守②也……能以中和养其身,其寿极命③。(西汉·董仲舒《春秋繁露·循天之道》)

【注释】 ①中:无太过,无不及。
②保守:遵守。
③极命:寿命极长。

【按语】 圣人养生长寿的关键在于遵循自然界变化的规律,以和为贵,养生既无太过也无不及,以保持机体阴阳的平和为要务。

【条文】 善摄生者,惟能审万物出入之道,适阴阳升降之理。安养神气,完固形体。使贼邪不得入,寒暑不能袭。(宋·赵佶等《圣济总录·卷第四·治法·导引》)

【按语】 善于养生的人,能审察天地万物生长变化的规律,适应阴阳消长升降的变化,平时能安养神气,保健形体,使正气内存,病邪无法入侵。

【条文】 夫阴根于阳,阳根于阴;阴从阳生,阳从阴长。所以圣人春夏则养阳,以为秋冬之地;秋冬则养阴,以为春夏之地,皆以取其根也。(明·张介宾《类经·摄生类·四时阴阳从之则生逆之则死》)

【按语】 阴阳互根互用,消长转化。春夏属阳,此时蓄养阳气以便冬秋更好地养阴,如"冬病夏治"方法;同理,秋冬属阴,此时育养阴气,以便春夏更好地养阳,这样循环往复、顺应四时而养阴阳的养生才是真正的养生。

【条文】 善摄生者,吾之天地阴阳无愆①,则荣卫周密,而六淫无自入②矣。(明·李豫亨《推篷寤语·原养生之教》)

【注释】 ①愆(qiān):过失。
②无自入:没有侵入(人体)的途径。

【按语】 养生长寿需要取法于自然界阴阳变化的普遍规律,使阴阳协调平和,正气不衰,营卫固护,外邪不侵,身体健康。

【条文】 以自然之道,养自然之身。(宋·欧阳修《删正黄庭经序》)

【按语】 按照自然界固有的法度规律来养护、调养人体,才能够保持健康长寿。

【条文】 善养生者,必明乎五气顺布、四时顺行之序,而后不致倒行逆施与天行①有悖②也。(清·魏荔彤《金匮要略方论本义·卷一》)

【注释】 ①天行:自然界的运动变化。

②悖:违背。

【按语】 善于养生的人必须明白五行变动、四时交替的规律,春夏养阳、秋冬养阴,根据自然界的运动变化和阴阳消长而采用相对应的养生方略。

(三)内外兼修 形神合一

【条文】 形神俱全,则尽善以终养天年。(清·徐灵胎《内经诠释·上古天真论》)

【按语】 形体与精神相互依存,相互依赖,密不可分,要获得健康长寿,既要保养身体,又要调养精神。

【条文】 神者精也,保精则神明,神明则长生。(南宋·陶弘景《养性延命录》)

【按语】 神明依赖精气的充养,只有养护好精气,才能使神精气明,达到长寿的目的。

【条文】 血气者,人之神,不可不谨养。(战国·《素问·八正神明论》)

【按语】 人体气血是神气存在的物质基础,所以保持精神旺盛必须注意形体气血的盛衰,并谨慎调养。

【条文】 "形伤则神气为之消""善养生者,可不先养此形以为神明之宅;善治病者,可不先治此形以为兴复之基乎?"(明·张介宾《景岳全书》)

【按语】 神气依赖形体而存在,形体的盛衰决定神气的盛衰及存亡,因此保养形体无论是在养生保健,还是临床治疗方面都有十分重要的意义。

【条文】 将全其形,先在理神。(北齐·刘昼《刘子·清神》)

【按语】 形体和精神相互依赖而存在,神气依附形体存在,形体需神气统领,只有调养好神气,使心安神定,形体内养不过劳,形神俱全才能长生久寿。

【条文】 善摄生者,不劳神,不苦形,神形既安,祸何由而致也?(明·胡文焕《新刻摄生集览》)

【按语】 养生即养神、养形。只有养护好形体,调养好精神,形神合一,才是真正的养生。

【条文】 饮食者养其形。起居者调其神。智者顺四时,不逆阴阳之道,而不失五味损益之理,故形与神俱久矣,乃尽其天年而去。(金·刘完素《素问病机气宜保命集·摄生论》)

【按语】 通过良好的饮食起居调养形神乃养生之要。顺应四时阴阳,懂得饮食中五味的道理,便能享尽天年。

(四)动静互涵　劳逸结合

【条文】 少不勤动,壮不竞时,长而安贫,老而寡欲,闲心劳形,养生之方也。(南朝梁·陶弘景《养性延命录·教诫篇》)

【按语】 养生在不同年龄阶段有不同要求。年少时,不过分操劳运动损伤形体;壮年时不争分夺秒地工作;年纪大了,要懂得安贫乐富;年老时清心寡欲,精神安宁,身体适当劳动,这才是养生的方法。

【条文】 静时固戒动,动而不妄动,亦静也。(清·曹庭

栋《老老恒言·卷二·燕居》）

【按语】 养生贵在养静。需要安静时要固守神气而少动，即使有所思而心动，也要节制杂念，使心神不妄动，精神专注，志定神凝，以养心神。

【条文】 动静节宜，所以养生也。（宋·程颢、程颐《二程集·粹言·论学篇》）

【按语】 动静结合、劳逸适宜是不可缺少的养生之道。

【条文】 养生之道，不欲食后便卧，及终日稳坐，皆能凝结气血，久则损寿。（明·龚廷贤《寿世保元》）

【按语】 饭后不宜立即卧床，或长时间静坐，否则因缺乏运动容易导致气血运行不畅，日久为患，不符合养生之道。

【条文】 天下之万理，出于一动一静。（明·张介宾《类经附翼·医易》）

【按语】 一动一静，是万物存在变化的普遍规律，养生延年也要遵循这一规律，做到动静有节，劳逸结合。

【条文】 养性之道，常欲小劳。（唐·孙思邈《千金要方》）

【按语】 养生即修身养性，养性的同时常常需要结合适当的体力劳动，即修身以养性，做到劳逸结合。

（五）阴平阳秘　协调平衡

【条文】 从阴阳则生，逆之则死；从之则治，逆之则乱。（战国·《素问·四季调神大论》）

【按语】 养生长寿的关键在于顺应四时阴阳，如此才能保证生机不竭、疾病不生。相反地，若违反了四时养生规律，不注意形体活动和精神的调摄,就会损伤人体的真气,导致阴阳失衡而发生疾病。

【条文】 能顺阴阳之性,则能沉浮于生长之门矣。(明·张介宾《类经·摄生类·四时阴阳从之则生逆之则死》)

【按语】 阴阳的消长转化是万物存在的根本,人们只有顺应阴阳这种对立统一的变化,并将它作为养生的指导,保持体内阴阳的动态平衡,才可获得长寿健康。

【条文】 五常①之气,即系于五脏而为五脏之元真也。必使之与天气相通,与人气得畅,转相生养,循环无终,此身可以疾病不生而长生,其气可以阴阳不偏而常和。此明哲保身之至计②也。(清·魏荔彤《金匮要略方论本义·卷一》)

【注释】 ①五常:即五行。指金、木、水、火、土五种物质。
②至计:最好的方法。

【按语】 五脏属五行,与自然界阴阳五行息息相关,只有顺应阴阳五行相生相克的规律,保持人体气机的通畅,才能使阴阳调和,形体健康长寿。

【条文】 谨察阴阳所在而调之,以平为期。(战国·《素问·至真要大论》)

【按语】 养生祛病的关键在于维持阴阳的动态平衡协调,因此需要仔细观察机体阴阳盛衰的真实情况,而后逆其偏盛偏衰而调理。

【条文】 故善为医者,必责其本,而本有先天后天之辨。先天之本在肾,肾应北方之水,水为天一之源。后天

之本在脾,脾应中宫之土,土为万物之母。(明·李中梓《医宗必读·脾为后天之本论》)

【按语】 肾水、脾土是人体之先天后天之本,无论是治病还是养生,都务必要把握这两个根本,养护好脾肾。

【条文】 人之有肾,如树木有根。(明·章潢《图书编·肾脏说》)

【按语】 保精护肾对于养生是至关重要的,肾脏对于人体犹如树根对于大树一样,是生命存在发展的根基。

【条文】 天之阳气,惟日为本,天无此日,则昼夜无分,四时失序,万物不彰矣。其在于人,则自表自里,自上自下,亦惟此阳气而已。人之无阳,犹天之无日,欲保天年,其可得乎?(明·张介宾《类经·疾病类》)

【按语】 强调养生之道在于以阳为主导,阴阳协调平衡。把人体的阳气比作自然界的太阳,认为天体的运行不息,要靠太阳的光能,人体生命活动也要依赖阳气的温煦濡养与护表御邪,如此才能健康长寿、生命力旺盛。若阳气虚损或失去正常的运行规律,就会体力衰败,抵抗力下降,外感内伤,发生疾病,甚至缩短寿命。因此保持阳气的充沛及正常运行,在防病保健中有重要的作用。

【条文】 养脾者,养气也,养气者,养生之要也。(明·章潢《图书编·脏气脏德》)

【按语】 养生之道在于养护人体的生机之气。脾胃乃气血生化之源,是人体生机活动的物质基础,因此养生务必要养护脾胃之气。

三、养 生 原 则

(一)协调脏腑　畅通经络

【条文】　土气①为万物之源,胃气为养生之主。胃强则强,胃弱则衰,有胃②则生,无胃则死,是以养生家必当以脾胃为先。(明·张介宾《景岳全书·论脾胃》)

【注释】　①土气:脾胃功能。
　　　　　②有胃:指有胃气。

【按语】　土主承载、收纳,是世间万物生化的源泉,在人体脏腑中,脾胃同属中土,主运化水谷,为气血生化之源。若脾胃功能正常则身体强健,脾胃功能衰弱则疾病缠身。"有胃气则生,无胃气则死",因此历代养生家认为"固护脾胃为养生之本",形象地反映了脾胃在人体疾病发生发展过程中的重要作用。

【条文】　善养生者,节饮食,调寒暑,戒喜怒,省劳役,此则不损其脾胃也;如不然,则精神气血由此而日亏,脏腑经络由此而日损,肌肉形体由此而日削,所谓调理一失,百病生焉。(明·陈实功《外科正宗·卷之一·痈疽门·痈疽治法总论》)

【按语】　脾胃同属中焦,主运化水谷,为气血化生之源,被称为后天之本。若脾胃运化正常,则气血津液化生有源,脏腑经络得以濡润,四肢百骸得以充养;若脾胃运化失常,则气血津液生化无源,脏腑经络失其濡养,而见人体消瘦,甚至大肉尽脱。故善养生者,应节制饮食,顺应寒热变化,避免情志刺激,防止过度劳累,只有这样才不会损伤脾胃,否则脾胃运化失常而百病由生。

【条文】 五脏之道,皆出于经隧,以行血气,血气不和,百病乃变化而生。(战国·《素问·调经论》)

【按语】 经络是运行气血的通道,五脏赖此相互贯通联系,一旦经络受阻,气血运行失常,势必会影响五脏功能,导致众多疾病的发生,因此维持经络的通畅是人们养生必须遵守的一个重要原则。

(二)清静养心　精神内守

【条文】 是以圣人为无为之事①,乐恬憺之能,从欲快志于虚无之守②,故寿命无穷,与天地终,此圣人之治身也。(战国·《素问·阴阳应象大论》)

【注释】 ①无为之事:指无欲无求。无为,道家的哲学思想,指顺应自然的变化之意。

②守:操守。

【按语】 所以圣人以不妄为为能事,以淡然恬静为乐趣,守持清虚的信念和情操,因而能顺其欲望,快其情志,因此他的寿命就无终无穷,与天地共存,这就是圣人的养生法则。

【条文】 虚邪贼风,避之有时;恬淡虚无①,真气从之;精神内守②,病安从来?(战国·《素问·上古天真论》)

【注释】 ①恬淡虚无:心境清净,没有过高的追求和奢望。

②精神内守:不胡思乱想,使精神守于内。

【按语】 指导养生的两大原则:对外要适应自然环境,根据不同的时令,防范四时不正之气,以防外感;对内要调养神志,保持精神上的安静清闲,避免情志过激,使神守于内则气不耗于外,以防内伤。如此不仅祛病而且延年。

【条文】 主明①则下②安,以此养生则寿。(战国·《素问·灵兰秘典论》)

【注释】 ①主明:君子通达明智之义,在人体主要指心的功能正常。

②下:心脏以外的其他器官。

【按语】 如果心的功能正常,则诸脏安和。如此"养心亦养生",就能长寿。

【条文】 恬憺以养神,虚无以养志。神志得养则真气内从①。真气内从则营卫②和腠理密,邪勿复干③而无病。(清·徐灵胎《内经诠释·上古天真论》)

【注释】 ①内从:内守。守于内、存于内之意。

②营卫:指血气。

③干:侵袭。

【按语】 清静无为养神,淡薄虚无养志,神志得到调养则真气内守,真气内守则血气平和,肌肤致密,邪气不能侵袭人体就不会生病。

【条文】 神太用则劳,其藏在心,静以养之。(战国·《素问·病机气宜保命集》)

【按语】 心藏神,心神是人身之主宰,人体的各项生理活动都需依赖心神的调节,因此心神极易耗伤,所以养生贵在清净养神,或静神不思,或养而不用,或用而无过。

【条文】 治身,太上养神,其次养形。神清意平,百节

— 25 —

皆宁,养生之本也。肥肌肤,充腹肠,开嗜欲,养生之末也。(明·徐春甫《古今医统大全·卷之九十九·养生余录(上)总论养生篇》)

【按语】 真正的养心应该是身心合一,二者皆养。而养心、养身之中,首重养心神。

【条文】 静者寿,噪者夭,静而不能养减寿,噪而能养延年。然静易卸,噪难将,尽顺养之宜,则静可养,噪亦可养。(南朝梁·陶弘景《养性延命录·教诫篇》)

【按语】 强调养生的最佳方法是动静结合,形神共养,动与静各有其功能,须兼施并用,方能"龟鹤延年"。

【条文】 智者,养其神,惜其气,以固其本。(宋·唐慎微《重修政和经史证类备用本草·序例中》)

【按语】 智者养生,重在调养元神,固护真气,以培育生命之根本。

【条文】 养静为摄生首备。(清·曹庭栋《老老恒言·燕居》)

【按语】 "静"指思想清净,少私寡欲。本条文主要阐述:闲静恬淡,少私寡欲为养生之首。

【条文】 静则藏神,躁则消亡。(战国·《素问·痹论》)

【按语】 安闲清静,清心寡欲,性情舒畅则五脏安宁,精气充盈,精神内守,气血调和而身体康健;反之则精气耗损,神不内藏,必短命夭折。

【条文】 必清必静,无劳汝形[①],无摇汝精[②],乃可长

生。(明·万密斋《养生四要·慎动》)

【注释】 ①无劳汝形:不要使你的形体过度劳累。

②无摇汝精:不要使你的精气外泄。

【按语】 清心寡欲,安闲清静,形体不过劳,精气不外泄,才可延年益寿。

【条文】 游心于虚静,结志于微妙,委虑于无欲,归计于无为。故能达生延命,与道为久。(南朝梁·陶弘景《养性延命录·教诫篇》)

【按语】 道家的养生思想推崇"无为",主张在思想上要保持安闲清静,少私寡欲,这样才能使精神守持于内,从而防止疾病的发生。

【条文】 静以养身,俭以养性。(唐·李延寿《南史·陆慧晓传》)

【按语】 清心寡欲可以修养身心;与世无争,勤劳俭朴可以培养品性。

【条文】 利身平静,胜天顺性,顺性则聪明寿长。(战国·《吕氏春秋·先己》)

【按语】 思想清静,少私寡欲,顺应四时、五行,根据自然界的运动变化而养生,必然身体康健,益寿延年。

【条文】 忘情去智,恬淡虚无,离事全真,内外无寄,如是则神不内耗,境不外惑,真一①不离,则神自宁矣,此养神也。(宋·唐慎微《重修政和经史证类备用本草·序例上·衍义总序》)

【注释】 ①真一:真元、真元之气。

【按语】 养神之法:保持淡泊宁静,安闲清静,凝神敛思,志有所专,从容温和,排除杂念,降低欲望从而使真气顺从,机体协调,生活规律。

【条文】 凡日聚精①之道,一日寡欲;二日节劳;三日息怒;四日戒酒;五日慎味②。(清·冯兆张《冯氏锦囊秘录·女科·嗣育门》)

【注释】 ①聚精:蓄养精气。
②慎味:指饮食调养。

【按语】 保养精气的方法在于清心寡欲,防止过度劳累,避免情志过激,控制饮酒和进行饮食调摄。

【条文】 俗人竞利,道士罕营。胡谚之曰:药补不如食补。我则曰:食补不如精补,精补不如神补。节饮食,惜精神,用药得宜,病有不瘥焉者寡矣。(清·程国彭《医学心悟·卷一·医门小法》)

【按语】 延年祛病的三大关键:保精养神,淡泊名利,节制饮食。

【条文】 善养生者,不劳神①,不苦形②。神形既安,祸患何由而致也?(宋·唐慎微《重修政和经史证类备用本草·序例上·衍义总序》)

【注释】 ①劳神:指过度思虑。
②苦形:指过度的体力劳动。

【按语】 善于养生的人:第一,不过度思虑,因思虑太过,往往耗伤精神;第二,不过度劳累,因劳力太过,往往伤害形体。如此则形神安宁,各司其职则疾病无由而生。

(三)房劳有度 节欲葆精

【条文】 善养生者,必宝其精,精盈则气盛,气盛则神全,神全则身健,身健则病少,神气坚强,老而益壮,皆本乎精也。(明·张介宾《类经》)

【按语】 精气在人体生命活动中起至关重要的作用,它的盈亏关系到人体神、气的盛衰和人体健康与否,不可以不慎养。养精既要做到节制欲望养肾精,又要调养五脏而保精。

【条文】 神太用则劳,其藏在心,静以养之。(战国·《素问·病机气宜保命集》)

【按语】 养生需要适当节制各种欲望,使心神清静凝聚而不任意耗散。

【条文】 戒色欲以养精,正思虑以养神。(清·沈时誉《医衡·卷一·李南丰〈养生主论〉》)

【按语】 节制色欲可以保养精气,减少思虑可以保养元神。

【条文】 寡欲则心清,心清则寡欲。(清·冯曦晴《颐养诠要·卷之一》)

【按语】 减少欲望可以做到心无杂念,心无杂念者自然欲望减少。

【条文】 精血乃化育之源,情欲是伐生之斧。(清·徐大椿《女科指要·女科指要论》)

【按语】 阳精阴血是生命化生的源泉,而恣情纵欲是养生之大忌!

【条文】 息精息气养精神，精养丹心气养身。（清·彭定求等编《全唐诗·吕岩〈绝句〉》）

【按语】 "精、气、神"被誉为人身三宝，其中精是基础，气是活力，神是主导，在精气神的生化关系上，可以认为"由气以生精，气至则精随；由精以生神，精足则神旺"，本条文主要论述了养生的关键在于爱惜精气，才可以保养精神。

【条文】 凡钱财女色，一切身外余物尽情放下，此即却病之方，长生之诀也。（清·冯兆张《冯氏锦囊秘录·杂症·清心》）

【按语】 远离疾病、延年益寿的关键在于远离财欲、色欲，做到心无杂念，心静如水。

【条文】 葆①精之道，首宜寡欲，次宜服药。（清·陈修园《医医偶录·卷一·嗣孕》）

【注释】 ①葆：通"保"，保养之意。

【按语】 保养阴精的方法，首先应减少色欲，其次可通过饮食药物补养。

【条文】 盖养生尤贵于寡欲故也。（明·俞桥《广嗣要语·直指真源论》）

【按语】 善于养生的人应以控制欲望为首任。

【条文】 清心而寡欲，人之寿矣。（唐·崔敦礼《诌言·卷上》）

【按语】 安闲清静、心无杂念的人必将长寿。

【条文】 善养诸①身者，谨身②节欲，爱惜元阳，非独养

肾,亦所以保护脏腑也。(清·周振武《人身通考·运用部》)

【注释】　①诸:之于。

②谨身:爱惜身体。

【按语】　善于养生者,当先节制欲望,从而爱惜肾精,如此,非但养肾,而且可以保护五脏六腑。

【条文】　善摄生者,先除欲念。(明·龙遵叙《男女绅言》)

【按语】　若想养生,当先排除凡尘世俗,做到心无杂念。

(四)综合调养　持之以恒

【条文】　上古之人,其知道者,法于阴阳,和于术数,饮食有节,起居有常,不妄作劳,故能形与神俱,而尽终其天年,度百岁乃去。(战国·《素问·上古天真论》)

【按语】　善于养生的人往往遵循五项养生原则:一是法于阴阳,效法自然界阴阳消长的变化规律和特点,调养身心;二是和于术数,施行适宜的养生术,如导引、按跷、吐纳、咽津诸法;三是饮食有节讲究调和五味,忌偏嗜,适寒温,节饥饱等;四是起居有常,生活工作要有规律;五是不妄作劳,无论是身心劳作,还是房室均应适度,如此才能保证身体健康,各项生理功能旺盛,精神饱满,寿尽百岁。

【条文】　"避风寒以保其皮肤、六腑""节劳逸以保其筋骨五脏""戒色欲以养精,正思虑以养神""薄滋味以养血,寡言语以养气"(明·李梴《医学入门·保养说》)

【按语】　保养身体需要从整体出发,着眼于人与自然、脏腑、经络、气血、精神情志等方方面面,进行综合调养,做到顺应四时、调善饮食起居、劳逸结合、戒色欲、调情志、少言语,等等。

【条文】 故智以养生也,必顺四时而适寒暑,和喜怒而安居处,节阴阳而调刚柔,如是则邪僻不生,长生久视。(晋·皇甫谧《针灸甲乙经·精神五脏论》)

【按语】 有智慧的人,能够适应外界气候冷暖的变化,适时增减衣物;能够调节情绪,不使自己过分喜乐或愤怒;同时又注意保持健康的饮食起居活动,使阴阳调和、刚柔相济,从而做到正气内存,内外邪气不易侵袭为患,身体健康长寿。

【条文】 夫养真气之法,饮食有节,起居有常,不妄作劳,无令损害,阴阳和平,自有益矣。……真修道者,以内事①为功,外事②为行,非服饵③而望成于道也。(金·刘完素《素问玄机原病式·六气为病》)

【注释】 ①内事:指清心寡欲,意志集中,掌握呼吸吐纳的方法,锻炼和保养真气。

②外事:指体育锻炼和适度的体力劳动。

③饵:糕饼,亦泛指食物,此处指药物。

【按语】 养生三法:饮食有节度,生活起居有规律,劳逸结合。但以对内的精神调养保养真气,对外的适度运动、锻炼身体为最要,并非是仅仅依赖服食补益之品就可以做到长生久存的。

【条文】 十寿歌:一要寿,横逆之来欢喜受;二要寿,灵台密闭无情窦;三要寿,艳舞娇容屏左右;四要寿,远离恩爱如仇寇;五要寿,俭以保贫常守旧;六要寿,平生莫遣双眉皱;七要寿,浮名不与人相斗;八要寿,对客忘言娱清昼;九要寿,谨防坐卧风穿牖;十要寿,断酒莫教滋味厚。(清·褚人获《坚集·补集》)

【按语】 人要长寿,一须随遇而安,二须灵性清净,三须洁身自好,四须清心节欲,五须勤俭朴素,六须心胸开阔,七须淡泊名利,八须热情好客,九须起居谨慎,十须粗茶淡饭。

【条文】 养生之法有四:曰寡欲;曰慎动;曰法时;曰却疾。夫寡欲者,谓坚韧①之法也;慎动者,谓保定其气也;法时者,谓和于阴阳也;却疾者,谓慎于医药也。坚忍其性则不坏其根矣;保定其气则不疲其枝矣;和于阴阳则不犯其邪矣,慎于医药则不遇其毒②矣。(明·万密斋《万氏家传养生四要·卷之一》)

【注释】 ①坚韧:坚定而不动摇。
　　　　　②毒:药物的毒副作用。

【按语】 养生的方法有四个方面:一是少欲,二是不过分劳累,三是懂得顺应四时调养的方法,四是及时治病。寡欲的目的是使人思想清静;不过分劳动是为了保持人体真气的平静;顺应四时的目的是调和人体阴阳;治疗疾病的时候要慎选医药。思想清静则能安神定志,保持人体真气的平静是不让真气耗散;调和阴阳能使人不受外邪的侵犯;用药谨慎是为了避免被药物的毒副作用所伤。

【条文】 昔有行路人,海滨逢十叟。年皆百余岁,精神加倍有。诚心前拜求,何以得高寿? 一叟拈须曰:我勿缅烟酒。二叟笑莞①尔:饭后百步走。三叟颔首频:淡泊②甘蔬糗③。四叟拄木杖:安步当车久。五叟整衣袖:服劳自动手。六叟运阴阳:太极日日走。七叟摩巨鼻:空气通窗牖。八叟抚赤颊:沐日令颜黝。九叟抚短鬓:早起亦早休。十叟轩双眉:坦坦无忧愁。妙哉十叟词,妙诀一一剖。(佚名《十叟长寿歌》)

【注释】 ①莞(wǎn 宛):微笑貌。
　　　　　②淡泊:恬淡寡欲。

③糗(qiǔ)：炒熟的米、麦等谷物。

【按语】　此首长寿歌谣，在我国民间广为流传。它简洁生动地阐述了未病先防、注意养生、延年益寿的养生之道。长寿者十大秘诀：一、戒烟酒，二、饭后散步，三、粗茶淡饭，四、以步代车，五、勤俭劳作，六、导引练功，七、吐故纳新，八、勤晒太阳，九、起居有常，十、乐观开朗。

【条文】　十要：面要常擦，目要常揩，耳要常弹，齿要常叩，背要常暖，胸要常护，腹要常摩，足要常搓，津要常咽，睡要常曲。(清·徐文弼《寿世传真·修养宜知要知忌知伤第四》)

【按语】　养生保健十大要领：应经常擦面，揉眼，弹耳，叩齿，暖背，护胸，摩腹，搓足，咽津，曲体侧卧。

【条文】　善养神者，和调五脏，以洁其宫寝；闭守耳目，以严其户牖①。故神明宁处其宇②，而年寿永矣。(明·庄忠埔《叔苴子内篇卷二》)

【注释】　①户牖：窗户。

②宇：居处。

【按语】　善养生者：一须通调五脏，以防内伤；二须闭守腠理，以免外感。如是则形神各处其居，安能不长寿哉？

【条文】　草木无知，犹假灌溉。矧①人为万物之灵，岂不资以保养？然保养之义，其理万计。约而言之，其术有三：一养神，二惜气，三堤②疾。(宋·唐慎微《重修政和经史证类备用本草·序例上·衍义总序》)

【注释】　①矧(shěn)：何况，况且。

②堤：防。

【按语】 草木无知,犹须灌溉,何况人为万物之首,哪能任其生灭,而不保养,然而保健的方法纷繁复杂,简而言之,不过有三:一是保养元神,使不耗损;二是爱惜元气,使不耗散;三是未病先防,既病早治。

【条文】 发宜常梳,面宜多擦,目宜常运,耳宜常弹,舌宜舔腭,齿宜数叩,便宜禁口,浊宜常呼,腰宜常伸,胸宜常挺,体宜常动,肛宜常提,身宜常浴,足宜常洗,精宜常固,气宜常养,心宜常宽,神宜常凝,营养宜备,起居宜时。(佚名《养生二十宜》)

【按语】 养生保健宜从日常生活做起:常梳头,多擦面;常运目,多弹耳;常伸腰,多挺胸;常提肛,多劳动;常沐浴,多洗脚;以舌舔腭,叩齿数下;便时闭口,吐故纳新;固涩阴精,保养元气;心胸宽广,凝神敛思;营养丰富,起居有时。

【条文】 若能摄生者,当先除六害,然后可以延驻①。何名六害?一曰薄名利,二曰禁声色,三曰廉货财,四曰损滋味,五曰屏②虚妄,六曰除嫉妒。(宋·李昉《太平御览·方术部·养生》)

【注释】 ①延驻:延年益寿。延,增寿,驻,驻颜,防衰老。
②屏:摒弃,排除。

【按语】 若要养生,必先六禁:一禁惟利是图,二禁杂视乱听,三禁财迷心窍,四禁饮食不节,五禁纵情恣欲,六禁攀比妒忌。然后才可延年益寿,延缓衰老。

【条文】 六宜:面宜常摩,唾宜常咽,鼻毫常摘,拳宜常握,身宜常小劳,足宜夜濯。(明·周履靖《夷门广牍·益龄单》)

【按语】 养生六宜:面宜常摩,唾宜常咽,鼻毛常摘,拳宜常握,身宜常小劳,足宜常洗。

【条文】 发宜多梳,齿宜多叩,液宜常咽,气宜常练,手宜在面,此五者所谓子欲不死,修昆仑①也。(明·王象晋《清寤斋心赏编·葆生要览》)

【注释】 ①昆仑:指头颅。

【按语】 养生保健、延年益寿之秘诀在于头部的保养,应做到勤梳头,常叩齿,常咽唾,勤练气息,常以手摩面。

【条文】 保生四要:一曰节饮食,二曰慎风寒,三曰惜精神,四曰戒嗔怒。(清·程国彭《医学心悟·保生四要》)

【按语】 养生保健的四大要点:节制饮食;避免风寒,以防外感;爱惜精气元神,使不外耗;遇事心平气和,切莫大怒,怒则伤肝,耗损精神。

【条文】 是以养生之方,唾不及远,行不疾步;耳不极听,目不久视;坐不至久,卧不及疲;先寒而衣,先热而解;不欲极饥而食,食不过饱;不欲极渴而饮,饮不过多。(晋·葛洪《抱朴子·内篇·卷之十三》)

【按语】 养生的方法在于:吐唾不要用力吐得很远,因为会伤气;行走不要太急太快;耳不要使劲去听,双眼不要久视;端坐不要过久,睡卧时间也不宜过久;根据气候变化添减衣服;不要过食生冷,暴饮暴食。此条文强调平时养成科学的生活、起居、饮食等好习惯对养生的重要性。

【条文】 一者少言语,养内气;二者戒色欲,养精气;三者薄滋味,养血气;四者咽津液,养脏气;五者莫嗔怒,养

肝气;六者美饮食,养胃气;七者少思虑,养心气。(明·解
瑶等《永乐大典·卷一万一千六百二十》)

【按语】 话不过多,适可而止,可以养神气;节制美色情欲,可
以养精气;饮食清淡,可以滋养血气;吞咽唾液,可以润养脏气;心
平气和,随遇而安,可以护养肝气;饮食营养,可以养胃气;减少思
虑,可以养心气。

【条文】 智者之养生也,必顺四时而适寒暑,和喜怒而
安居处,节阴阳而调刚柔。如是则僻邪不至,长生久视。
(战国·《灵枢·本神》)

【按语】 智者养生:起居方面,根据四时阴阳消长、寒热的变
化而相应地御寒解暑;情志方面,遇事心平气和、随遇而安;导引练
功,调节阴阳平衡,维持身体功能的稳态,刚柔并济。

【条文】 起居时,饮食节,寒暑适,则身利而寿命益。
(春秋·管仲《管子·形势解》)

【按语】 起居有规律,饮食有节制,顺应四时而适寒暑,是身
体康健、延年益寿的保障。

【条文】 调神气,慎酒色,节起居,省思虑,薄滋味者,
长生之大端也。(汉·华佗《中藏经·卷上·劳伤论》)

【按语】 调神养气,戒酒戒色,起居有常,清淡饮食,安闲少
虑,则延年益寿。

【条文】 养生大要,一曰啬神,二曰爱气,三曰养形,四
曰导引,五曰言语,六曰饮食,七曰房室,八曰反俗,九曰
医药,十曰禁忌。过此以往,义可略焉。(南朝梁·陶弘景
《养性延命录》)

【按语】 养生要领：爱惜元神；保护正气、元气；保养形体；导引练功；慎言语；节制饮食；节欲保精；摒弃旧的不良风俗；慎选医药；注意各项有损健康的禁忌。

四、精神与养生

(一)调养心神　宁静致远

【条文】　虚邪贼风,避之有时;恬淡虚无,真气从之,精神内守,病安从来?(战国·《素问·上古天真论》)

【按语】　养生要从内外两个方面进行调摄,对外应顺应四时避开自然界致病邪气,对内应做到淡定、寡欲,使正气安于本位而内守,这样疾病便不会发生了。

【条文】　清静则肉腠闭拒,虽有大风苛毒,弗之能害。(战国·《素问·生气通天论》)

【按语】　保持心境的清静平和对于养生长寿是非常重要的。神气平和则肌肤腠理致密,即使有再强的致病因素也能抵抗。

【条文】　恬憺虚无,病安从来!心有怫郁,诸病生焉。(清·高文晋《外科图说·骨疽论》)

【按语】　内心保持恬静而没有杂念,疾病无从侵害。一旦心情郁闷,则各种疾病就会发生。

【条文】　养生以养心为主,故心不病则神不病,神不病则人不病,理固然也。(清·孙德润《医学汇海·卷十五·补益养生篇》)

【按语】 养生以养心为主,所以心不病则神不病,神不病则人不病,养生的道理就是这样。

【条文】 养心即以养身也。(郭霭春·《中国分省医籍考·江西省·第六类·方论·麻疹切要篇》)

【按语】 调养心性就是保养身体,心性好了,那么身体自然也会健康。

【条文】 养心又在凝神,神凝则气聚,气聚则形全。若日逐劳攘忧烦,神不守舍,则易于衰老。(清·孙德润《医学汇海·卷十五·补益养生篇》)

【按语】 养心又在于专注,凝聚神气,神凝聚则气亦聚,气凝聚则形体安全。如果每天都在劳累、混乱、忧愁、烦扰中度过,神不能安居于心中,则容易衰老。

【条文】 养生之法,须要摆脱一切,勿以妄想伐真气,勿以客气伤元气。(清·孙德润《医学汇海·卷十五·补益养生篇》)

【按语】 养生的方法需要摆脱一切烦恼,不要用虚妄的念头损伤了真元之气,不要让外来的气伤了身体里本来就有的元气。

【条文】 主①静则悠远博厚,自强则坚实精明,操存②则气血循轨而不乱,收敛则精神内守而不浮,是勤③可以致寿考也。(南宋·罗大经《鹤林玉露·卷一》)

【注释】 ①主:指心。
　　　　　②操存:保持品德操守。
　　　　　③勤:即切,殷切盼望。

【按语】 强调动静合宜乃养生长寿之道。静养能使精神内守,不生疾病;劳逸适度,促进气血调和。动与静是相对的,该动时不动,阳气不振,易于生病;该静时不静,阴气不存,也易于染病。因此,动静合宜,劳逸适度,才是生命的真谛。

【条文】 志意者,所以御精神,收魂魄,适寒温,和喜怒者也。(战国·《灵枢·本脏》)

【按语】 意志具有统帅精神、调和情志、抗邪防病等作用,意志的坚定与否与人体健康密切相关,因此,善于养生的人应注意培养坚定的意志,保持良好的心态。

【条文】 积善有功,常存阴德,可以延年。(明·龚廷贤《寿世保元》)

【按语】 养德与养生相辅相成,常行善事,积德行善,可使人的心胸豁达光明,有利于神志安宁,气血调和,健康长寿。

【条文】 内无思想之患,以恬愉为务,以自得为功,形体不敝,精神不散,亦可以百数。(战国·《素问·上古天真论》)

【按语】 在思想上没有过多的忧患,追求恬静愉悦的生活,保持自足自乐的心境,使得心神内敛不外散,加上形体保养得当无劳损,便可以达到长命百岁。

【条文】 内安于心①,外安于目②。心目皆安,则神安矣。(唐·司马承祯《天隐子·安处》)

【注释】 ①心:这里指思想意识。
　　　　②外安于目:指目无所视。

【按语】 内要做到心无所思,外要做到目无所视,思想和眼睛都能安宁,身体也就安宁了。

【条文】 太上①养神,其次养形。神清意平,百节皆宁,养生之本也。肥肌肤,充腹肠,开嗜欲,养生之末也。(宋·李昉《太平御览·方术部·养生》)

【注释】 ①太上:最上,最高明。

【按语】 养生的最好方法是护养精神,其次是护养形体。思想澄澈,意识平静,全身骨节安宁,这是养生的根本途径。

【条文】 人能正静①,皮肤裕宽,耳目聪明,筋信②而骨强。(春秋·管仲《管子·内业》)

【注释】 ①正静:谓思想端正而安静。

②信:通“伸”。

【按语】 人能做到思想端正而安静,自然皮肤丰盈,耳聪目明,筋舒而骨强。

【条文】 神静而心和,心和而形全。神躁则心荡,心荡则形伤。将全其形,先在理神。故恬和养神,则自安于内;清虚栖心,则不诱于外也。(明·徐春甫《古今医统大全·卷之九十九·养生余录(上)·总论养生篇》)

【按语】 强调清静有益生命健康。人的生命和生命活力的保持需要通过静养得到生息,让心灵归于宁静,自然也就拥有了生命健康的基本要素。

【条文】 心劳则百病生,心静则万邪息。(明·龚信《古今医鉴·卷之二·中风》)

【按语】 心思纷乱则百病丛生,心思宁静则百病平息。

【条文】 学治心者,必须万虑俱忘,一心清静。(清·徐

文弼《寿世传真·修养宜宝精宝气宝神》)

【按语】 若要养心,就必须要忘掉一切烦恼和忧愁,一心清静。

【条文】 治心者要先知收心。(清·徐文弼《寿世传真·修养宜宝精宝气宝神第三》)

【按语】 养心的人首先要学会收敛心思。

【条文】 神静则心知^①,神躁则心荡,心荡则形伤。欲全其形,先在理神,恬和养神以安于内,清虚栖心不诱于外。(清·徐文弼《寿世传真·修养宜宝精宝气宝神》)

【注释】 ①知:同"智"。

【按语】 神气平静则心智慧,神气浮躁不安则心动荡,心动荡则形体损伤。要想保全形体,先要调整精神,恬愉平和养神使身体平安,使心中清静空虚,不为外物所诱惑。

【条文】 心宽出少年。(清·王静庄《冷眼观》)

【按语】 心胸开阔,可延缓衰老。

【条文】 养生以养心为主,故心不病则神不病,神不病则人不病。(清·孙德润《医学汇海·卷十五·补益养生篇》)

【按语】 养生应该以养心为主,因为心念不处于病态,那么人的生机就不处于病态,具有向上的生命力,生机向上人就不病。

【条文】 心和则邪气不干^①。(宋·陆游《剑南诗稿·午醉径睡》)

【注释】 ①干:侵袭,冒犯。

【按语】 心境平和,病邪之气就无法侵入。

【条文】 心田安逸，自然绰有余地。（清·魏裔介《琼琚佩语》）

【按语】 心中安和舒适，那么心胸就会宽阔。

【条文】 心欲实，令少思。（战国·《素问·刺法论》）

【按语】 要想使心神宁静踏实，应尽量减少私心杂念和不切实际的思虑。

【条文】 慎情志，可以保心神。（明·张介宾《景岳全书·传忠录》）

【按语】 谨慎情志的调养，可以保障心神的收藏。

【条文】 生则谨养①，谨养之道，养心为贵。（战国·《吕氏春秋·尊师》）

【注释】 ①谨养：精心抚养；小心奉养。

【按语】 养生之道在于精心保养自己的身体，其中重要的是养心。

（二）少私寡欲　五脏平和

【条文】 见素抱朴，少私寡欲。（战国·老子《道德经》）

【按语】 道家养生主张在保持外在朴素的同时，也要保持内心的质朴，减少私心杂念，节制欲望，使内外一致，精神得以保养而长寿。

【条文】 是以志闲而少欲，心安而不惧，形劳而不倦，气从以顺，各从其欲，皆得所愿……所以能年皆度百岁而动作不衰。（战国·《黄帝内经·素问》）

【按语】 养生之人还要从精神方面修养,减少私心,节制欲望,减轻不必要的思想负担,使神气不被扰劫,气机不紊乱为害。

【条文】 主于理,则人欲消亡而心清神悦,不求静而自静也。(明·李梴《医学入门·保养说》)

【按语】 若想长寿,就应懂得私欲太过则为害的道理,使人的欲望自然得到节制,心静慧聪,心神自然得到保养。

【条文】 且夫善摄生者,要先除六害,然后可以保性命延驻百年。何者是也? 一者薄名利,二者禁声色,三者廉货财,四者损滋味,五者除佞妄,六者去妒忌。(东汉·华佗《太上老君养生诀》)

【按语】 养生首先要去除六害,即做到淡泊名利,远色寡欲,清淡饮食,不贪财,不痴心妄想,不随意嫉妒、败坏他人。

【条文】 养心无别法,只寡言、少食、息怒数般。(清·梁章钜《浪迹丛谈》)

【按语】 养心没有其他方法,只须做到尽可能少讲话、饮食适可而止和尽可能不发怒这几点。

【条文】 问长生久视之道,则告以清心寡欲为要。(明·陶宗仪《辍耕录》)

【按语】 长生久视的方法是要做到心情平和清静,减少欲望。

【条文】 嗜欲无穷则必失其天①。(战国·《吕氏春秋·侈乐》)

【注释】 ①天:此指人的自然寿命。又称"天年"。

【按语】 人应该节制欲望,若过分嗜欲,必定会缩短寿命。

【条文】 道不在烦①,但能不思衣食,不思声色,不思胜负,不思得失,不思荣辱,心不劳,神不极,但尔可得延年。(明·沈仕《摄生要录·思虑》)

【注释】 ①烦:同"繁",复杂之意。

【按语】 养生之道不在于复杂,只要能不追求衣食,不追求声色,不追求胜负,不计较得失,不计较荣辱。心不劳倦,神不用极尽,只要这样就可以延长寿命。

【条文】 寡欲心虚①气血盈,自然五脏得和平。(元·邱处机《颐身集·修龄要指·导引歌诀》)

【注释】 ①心虚:指心中没有杂念。虚,虚无。

【按语】 减少欲望,内心保持恬静而没有杂念,五脏自然功能正常,身体健康。

【条文】 纯粹而不杂,静一而不变,淡而无为,动而以天行,以养神之道也。(战国·庄周《庄子·刻意》)

【按语】 思虑纯正而不杂乱,清静专一而不改变,性情淡泊,清静虚无,听任自然,每一行动都要遵循自然的规律,这是颐养精神的基本方法。

(三)调摄情绪 怡情养性

【条文】 喜则气和志达,营卫调利。(战国·《素问·举痛论》)

【按语】 精神乐观可以使人营卫通利,气血和畅,生机旺盛,从而获得身心健康。

【条文】 发愤忘食,乐以忘忧,不知老之将至云尔。

（战国·孔子《论语》）

【按语】　乐观的情绪是调养精神、舒畅情志、防衰抗老的良剂。

【条文】　人或生来气血弱，不会快活疾病作。病一作，心要了；心一乐，病都却。心病还将心药医，心不快活空服药。且来唱我快活歌，便是长生不老药。（清·石天基《却病歌》）

【按语】　要长生不老，就要保持心情愉快。有的人生来气血较弱，再不会寻找快乐就会生疾病。生了病，心情要保持快乐；心情快乐，疾病会自然除去。心中有病还要用心药来医治，心里不快活吃药也是白吃。

【条文】　乐易者常寿长，忧险者常夭折。（战国·荀况《荀子·荣辱》）

【按语】　乐观平易的人常常寿命长，抑郁多愁的人常常寿命短。

【条文】　忍怒以全阴，抑喜以养阳。（唐·孙思邈《备急千金要方·养性》）

【按语】　忍耐愤怒之情不损害阴气，抑制喜悦之气可以涵养阳气。

【条文】　卫生切要知三戒，大怒、大欲并大醉，三者若还有一焉，须防损失真元气。（唐·孙思邈《千金要方》）

【按语】　养生有三戒：大怒、欲望过多、大醉。违反三者任何一个都会损伤元气，伤害身体。

【条文】 人借气以充身,故平日在乎善养。所忌最是怒。怒气一发,则气逆而不顺,窒而不舒,伤我气,即足以伤我身。(清·曹庭栋《老老恒言·戒怒》)

【按语】 戒怒是养生的一大重点,大怒常易影响人体正常气机,使气机逆乱,损伤自身为害。

【条文】 古之治病,惟其移精变气,可祝由而已。(战国·《素问·移情变气论》)

【按语】 移情易性,通过转移患者的精神,使气机调达,精神内守,安于本位,对于帮助病人从某些情感纠葛中解脱出来,是非常有用的。

【条文】 情志之郁,由于隐情曲意不伸……郁症全在病者能移情易性。(清·华岫云《临证指南医案》)

【按语】 心情抑郁难解的人可以通过各种办法,转移其情志,使得内心的杂念和抑郁得以排解、转换。

【条文】 七情之病者,看书解闷,听曲消愁,有胜于服药者矣。(清·吴师机《理瀹骈文》)

【按语】 琴棋书画等文体形式,可以影响人的情感,陶冶人的性情,对于由于情志失调导致的疾病不适,能够起到很好的分散转移的效果。

【条文】 弹琴瑟,调心神,和性情,节嗜欲。(唐·孙思邈《千金要方》)

【按语】 音乐与人身有相应之处,它能够怡神养性,使人心胸开阔,忘却烦恼,排解种种抑郁的情感,使五脏调和,身体无病。

【条文】 情志过极,非药可愈,顺以情胜,《内经》一言,百代宗之,是无形之药也。(明·吴崑《医方考》)

【按语】 按照情志与五脏五行的关系,可以利用情志之间相互制约、相互克制的特点,来转移或排除由于情志过激导致的疾病,以达到情志调和的目的。

【条文】 怒伤,以忧胜之,以恐解之;喜伤,以恐胜之,以怒解之;忧伤,以喜胜之,以怒解之;恐伤,以思胜之,以忧解之;惊伤,以忧胜之,以恐解之,此法惟贤者能之。(元·朱震亨《丹溪心法》)

【按语】 根据五行情志相克的原理,引申出以情胜情的调治方法,具体来说就是忧伤克制愤怒,恐惧克制喜乐,喜乐克制忧伤,思虑克制恐惧,等等。

【条文】 百病起于情[1],情轻病亦轻。(宋·邵雍《百病吟》)

【注释】 [1]情:指内伤七情。

【按语】 各种疾病起于喜、怒、忧、思、悲、恐、惊七种情绪的剧烈变化,变化小,病就轻。

【条文】 摄生[1]之道,大忌嗔[2]怒。(清·魏裔介《琼琚佩语》)

【注释】 [1]摄生:保养身心,即养生。
　　　　　[2]嗔:怒、生气。

【按语】 养生的方法是戒除愤怒。

【条文】 颐[1]养之道,节喜怒最急。(明·薛瑄《薛文清公文集·答侍御王子沂书》)

【注释】 ①颐:养,保养。

【按语】 养生的方法,节制喜怒之情是最要紧的。

【条文】 善养生者,常少思,少念,少欲,少事,少语,少笑,少愁,少乐,少喜,少怒,少好,少恶。行此十二者,养性之都契①也。(唐·孙思邈《备急千金要方·道林养性》)

【注释】 ①都契:综合、汇总之意。

【按语】 善于养生的人,经常是少思、少念、少欲、少生事、少言语、少笑、少愁、少乐、少喜、少怒、少嗜好、少恶行,这十二方面是养性的总原则。

【条文】 戒暴怒以养其性,少思虑以养其神;省言语以养其气,绝私念以养其心。(明·胡文焕《类修要诀·养生要诀》)

【按语】 养生四条禁忌:戒暴怒;少思虑;省言语;绝私念。人应该戒除暴怒以护养心性,减少思虑以保养精神,少说话以保养元气,少杂念思虑以养其心气。

【条文】 伤脏多起于七情,伤腑多因于饮食。圣人于损①致戒曰:"惩忿窒②欲",于颐③致戒曰:"慎言语,节饮食"。夫惩忿则木和④,窒欲则水滋⑤,慎言则金息⑥,节食则土不劳⑦。四者全,神明亦无不调矣,养德之道,养生亦在其中。离德虽言养生,生何繇⑧养?(清·程林《医暇卮言·卷上》)

【注释】 ①损:《周易》卦名,为损刚(阳)益柔(阴)之象。
②窒:遏止。
③颐:《周易》卦名。为饮食,言语之象。
④木和:肝气条达柔和。

⑤水滋:肾阴(肾精)充足。

⑥金息:肺气清肃。

⑦土不劳:不劳伤脾胃。

⑧繇:通"由"。

【按语】 养生重要方法是惩忿、窒欲、慎言语、节饮食。脏腑的损伤多由于七情和饮食,因此要做到以下四点:戒除愤怒,使肝气条达柔和;遏止欲望,使肾精充足;谨慎言语,使肺气清肃;节制饮食,从而不劳伤脾胃。

【条文】 流水之声,可以养耳;青禾绿草,可以养目;观书绎理[1],可以养心;弹琴学字,可以养指;逍遥杖履[2],可以养足;静坐洞息,可以养筋骸。(清·竹伯《闲居杂录》)

【注释】 ①绎理:寻究事理。

②杖履:拄杖而行。

【按语】 养生应该寄养于生。一要多听悦耳之声,多视娱目之物;二要常观书绎理,常弹琴写字;三要注意行步时的"逍遥"和静坐时的"调息"。这样必可得到"养耳、养目、养心、养指、养足、养筋骸"的整体效应,从而健康长寿。

【条文】 取乐琴书,颐养神性[1]。(唐·李延寿《北史·崔光传》)

【注释】 ①颐养神性:保养精神,使性情得到陶冶。颐养,保养。神性,心性、性情。

【按语】 以弹琴读书为乐,借此保养精神,使性情得到陶冶。

【条文】 琴医[1]心,花医肝,香医脾,石医肾,泉医肺,剑医胆。(清·朱锡绶《幽梦续影》)

【注释】 ①医：疗养。

【按语】 美妙动人的琴声，使人心旷神怡以养心；娇嫩艳丽的花朵，使人心情开朗以养肝；扑鼻而来的芳香，使人开胃增食以养脾；金石之药，咸寒滋润以养肾；山林的泉水瀑布，空气新鲜以养肺；操刀舞剑常锻炼，使人勇敢决断以养胆。

【条文】 引吭高歌，足以舒气；早起吊嗓，呼吸旷野新鲜空气，弥足补养肺脏。（清·吴克潜《养生须知·唱戏养生法》）

【按语】 拉开嗓子高声歌唱，完全可以舒张肺气，早上起来吊嗓子，呼吸空旷田野中的新鲜空气，完全可以补养肺脏。

【条文】 欲平其心以养其疾，于琴亦将有得焉。（宋·欧阳修《送杨真序》）

【按语】 然而要想平复他的心情来疗养他的疾病，那么弹琴也许能够有一定裨益吧。

五、日常生活与养生

（一）饮食有节　起居有常

【条文】　起居常慎则天真之气得养。（清·徐灵胎《内经诠释·上古天真论》）

【按语】　起居有常，慎于外感则真气得以保养。

【条文】　食取称意，衣取适体，即是养生之妙药。（清·曹庭栋《老老恒言·省心》）

【按语】　饮食取其适口，衣服取其适体，这就是养生的妙药。

【条文】　饮食有节，起居有常，不妄作劳，故能形与神俱，而尽终其天年，度百岁乃去。（战国·《素问·上古天真论》）

【按语】　身体的健康长寿除了要饮食有节制、活动适宜外，还应合理安排起居作息。

【条文】　食欲数而少，不欲顿而多。（唐·孙思邈《千金要方》）

【按语】　饮食应定量定时，可少食多餐，不可暴饮暴食。

【条文】　食止、行数百步，大益人。（唐·孙思邈《摄养枕

中方》）

【按语】　饭后适当活动,有益身体健康。

【条文】　食后,还以热手摩腹,行一二百步,缓缓行,勿令气急,行讫,还床偃卧,四展手足,勿睡,顷之气定。(唐·孙思邈《千金翼方》)

【按语】　饭后有必要做一些适当的调理,如摩腹揉肚,散步缓行,而后仰卧休息,伸展四肢等等,以利于胃肠消化吸收与保健。

【条文】　养性之士,唾不至远,行不疾步,耳不极听,目不极视,坐不久处,立不至疲,卧不至懵。(唐·孙思邈《备急千金要方·养性序》)

【按语】　唾为脾之外液,而脾又为气血生化之源,故远唾伤气;人的行走靠联结关节、肌肉的筋膜,故疾走伤筋;耳为肾窍,故极听伤肾;全身的肌肉,都需要脾胃所运化的水谷精微来营养,久坐气滞,肌肉失养;人体的站立靠骨骼支撑,故久立伤肾;卧久则身体强直而气凝,故久卧伤气。

【条文】　阳气至头而极,宁少冷,毋过热。(清·曹庭栋《老老恒言·卷三·帽》)

【按语】　中医认为"头面部乃人体诸阳之会",人体的六条阳经及督脉均上行至头部,其血气皆上于头面而上走空窍,因而头面部的阳气之盛远远超过了其他部位,阳气充足则足以胜寒,因此宁稍冷勿过热。

【条文】　寒暖饥饱,起居之常。惟常也,往往易于疏纵,自当随时审量。衣可加即加,勿以薄寒而少耐;食可置即置,勿以悦口而少贪。(清·曹庭栋《老老恒言·燕居》)

【按语】 寒暖饥饱,是日常生活中的常事,正因如此,往往容易疏忽放纵,自然应当仔细估量。衣服可以添加就添加,不要因为天气不太冷就稍稍忍耐;进食可以停筷就停筷,不要因为可口就稍稍贪吃。

【条文】 善养生者,慎起居,节饮食,导引关节,吐故纳新。(宋·苏轼《苏东坡集·上皇帝书》)

【按语】 善于养生的人,注意起居,节制饮食,练习导引术,活动关节,吐出浊气,纳入清气。

【条文】 终年不见日光者,则面色晦白,或萎黄,无振作气象。故吾人欲言养生,除饮食居住外,又须注重日光养生也。(清·吴克潜《养生须知·日光养生法》)

【按语】 本条文介绍了晒太阳对于日常起居养生的重要性,阳光对人体的身体健康是必要的,适度的光照不但能够杀灭细菌、健美肌肤、温煦周身,促进血液循环,增强代谢功能,而且还能在很大程度上促进心理的健康,一个长期生活在不见天日、阴暗环境中的人,往往出现面色晦白或萎黄,精神抑郁寡欢,无精打采等病态症状。

【条文】 忍三分寒,吃七分饱。频揉腹,少洗澡。吃热、吃软、吃少,则不病;吃冷、吃硬、吃多则生病。(清·冯兆张《冯氏锦囊秘录·杂症·护持调治诸法》)

【按语】 忍受三分寒冷,吃饭只吃七分饱;频频揉腹,少洗澡;进食宜温热、柔软、节制;不宜生冷、坚硬、过量。

【条文】 每日更衣澡浴,不仅洁身垢有裨①卫生,且使百脉流通精神充长②。(清·余德埙《疫证集说·卷一·防疫

刍言》)

【注释】 ①裨:益。

②充长:充沛。

【按语】 每天更衣洗澡,不仅能够清除病菌、污垢,有益于身体卫生,而且还能使百脉气血流畅,精力充沛。

【条文】 要长生,小便清;要长活,小便洁。(宋·苏东坡《养生杂记》)

【按语】 小便是水液代谢、排泄的主要途径,与肺、肾、脾、膀胱关系密切,所以平素养生要注意小便卫生,保持小便清利。

【条文】 欲溺便溺,不可忍,亦不可努力,愈努力则愈数而少,肾气窒塞,或致癃闭。(清·曹庭栋《老老恒言·便器》)

【按语】 排尿应当顺其自然,有尿意要及时排出,既不可憋尿,也不可努力强排,养成良好的排尿习惯。

(二)劳逸结合 户枢不朽

【条文】 形劳而不休则弊,精用而不已则劳,劳则竭。(战国·《庄子·刻意》)

【按语】 劳役过度,精竭形弊,损伤形体,导致内伤劳损,所以养生要注意劳逸结合。

【条文】 五劳所伤,久视伤血,久卧伤气,久坐伤肉,久立伤骨,久行伤筋。(战国·《素问·宣明五气篇》)

【按语】 养生忌五劳,久视、久卧、久坐、久站、久行。无论是安逸还是活动,程度太过都会有损身体健康,因此养生要坚持劳逸结合、程度适宜。

【条文】 凡人闲暇则病，小劳转健，有事则病反却，即病亦若可忘者；又有食后反倦，卧起反疲者，皆逸也。"流水不腐，户枢不蠹"，其故安在？华元化曰："人体欲得劳动，但不当使极耳！动摇则谷气易消，血脉流利，病不能生"。（清·陆懋修《世补斋医书·逸病解》）

【按语】 凡人闲暇就会得病，稍微活动就能转为健康，就是有事做反而越没病了，即使有点小病也可以忘掉。又有吃饱饭反而困倦，睡觉起来反而疲惫的现象，这都是安逸病。"流水不腐，户枢不蠹"，原因何在？华佗说："人的身体必须有一定的活动，只是不应该活动到极点就是了。活动就会使食物容易消化，血脉流畅，不生疾病。"强调劳动和运动对于养生保健，却病延年的重要性。

【条文】 修人行，行如风，立如松，坐如钟，卧如弓。（清·程林《医暇卮言·卷上》）

【按语】 修行之养生，行走像风一样急速，站立如松树一样挺直，坐的时候像钟一样稳重，睡觉的时候像弓一样弯曲。

【条文】 心可逸，形不可劳。（宋·林甫《省心录》）

【按语】 精神上可以安闲清净，但形体上不可不劳。

【条文】 外不劳形则身自安，故形体不敝①；内无思想则心静，故精神无伤。内外俱有养，则恬愉②自得而无耗损之患，故寿亦可以百数。（明·张介宾《类经·摄生类·论古有真人至人圣人贤人》）

【注释】 ①敝：破、坏。
②恬愉：心境平静而愉快。

【按语】 在内，安闲清净、清心寡欲而养神；在外，适当劳作、劳不过疲而养形。如此神有所依，形有所主，形神俱全，各司其职，则延年益寿。

【条文】 每日须向旷地散地,输换两间^①清明之气,然行动不得过劳,劳则神疲,疲则外邪易触。(清·余德壎《疫证集说·卷一·防疫刍言》)

【注释】 ①两间:指天地之间。

【按语】 本条文论述了行走养生之法:每日行走于空旷清净之地,呼吸新鲜空气,吐故纳新,直至走到稍感疲倦即可。

【条文】 安燕^①而血气不惰,劳倦而容貌不枯。(战国·荀况《荀子·修身》)

【注释】 ①安燕:安逸,舒适。

【按语】 安逸少动,则气血不畅,疾病缠身;适当运动,促使气血流畅,青春永葆。

【条文】 养性之道,常欲小劳,但莫大疲及强所不能堪耳。(唐·孙思邈《备急千金要方·养性序》)

【按语】 人生气血贵在流畅,气血冲和流畅则百病不生,适当的劳动和运动恰恰能够舒展筋骨、流畅气血、调养精神,对于养生保健起着非常重要的作用,但过度劳累对人体亦会产生损害而引起疾病,中医认为劳力太过则伤气。气对人体的脏腑组织器官起着推动和营养的作用,气虚则推动营养作用减弱而导致脏腑功能的减弱,从而使脏腑功能活动的某些产物减少,精、血、津液的化生也就减少,使人体质下降,抗病能力减弱,进一步可引起多种疾病。因此运动养生应适量不疲,循序渐进,不可急于求成,操之过急!

【条文】 劳逸有中,则氤氲^①之气常充。(清·徐灵胎《内经诠释·上古天真论》)

【注释】 ①氤氲:烟云弥漫貌。此指人体正气旺盛。

【按语】 劳逸结合,则人体正气旺盛。

【条文】 将夜作书,彻宵不寐者,尤为耗元神,竭精髓之大害。(清·伍延芳《延寿新法·论睡时》)

【按语】 整晚学习、工作而彻夜不寐者,最易损耗元神、耗竭精髓。

【条文】 养生者,行要小劳,无至大疲。故水流则清,滞则浊。养生之人,欲血脉常行如水之流。坐不欲至倦,行不欲至劳。频行不已,然亦稍缓,即是小劳之术也。(宋·蒲处贯《保生要录》)

【按语】 本条文强调了形体"小劳"对养生的重要性,正如"河水流动不止则清,瘀滞不行则浊",因此养生的人就是要使血脉畅行无阻,像流水一样。坐着不要太久而生倦意,行走不要太远而生疲劳,经常走动,但须缓步当安,这就是"小劳"之术。

【条文】 人体欲得劳动,但不当极尔。动摇则谷气得消,血脉流通,病不得生,譬犹户枢不朽是也。(晋·陈寿《三国志·魏志·华佗传》)

【按语】 欲得长生,必须经常适当运动,促进饮食消化、血流运行通畅,有助于益寿延年。当然,运动常与静养有机配合,使动静咸宜以求得健身、祛病、延寿,运动切忌过度和一曝十寒,而贵在坚持。

【条文】 节劳逸以保其筋骨五脏,则补中益气劫劳健步之剂不必服矣。(清·陈梦雷等《古今图书集成医部全录》)

【按语】 适当劳动和运动可以使人体五脏正气充和、筋骨强壮、身体健康,而不用靠服用补中益气、劫劳健步之药方来保持健康。

【条文】　四肢亦欲常小劳,譬如户枢终不朽。(明·高濂《遵生八笺·清修妙论笺》)

【按语】　人应经常运动劳作,才能保持身体健康,延年益寿。

【条文】　常有小病则慎疾,常亲小劳则身健。(清·申涵光《荆园小语》)

【按语】　常有小病的人,要十分注重保护自己,防止疾病的感染;常常运动劳作的人才能保持身体健康,远离疾病。

【条文】　体动则强健,久卧则痿弱。(清·康有为《政论集·上清帝第二书》)

【按语】　经常运动和劳作可使筋骨强壮,身体健康;久坐久卧则往往导致肢体痿废不用。

【条文】　养性之道,不欲饱食便卧,亦不宜终日久坐,皆损寿也。(唐·王焘《外台秘要·卷十一·将息禁忌论》)

【按语】　养生之人,不宜饮食便卧,否则胃肠蠕动缓慢,以致饮食停滞不消;亦不可终日久坐,否则气血运行不畅,以致气滞血瘀。此二者皆为损寿的败招。

【条文】　劳苦胜于逸乐也。能从朝至暮常有所为,使之不息乃快。但觉极当息,息复为之,此与导引无异也。夫流水不腐,户枢不朽者,以其劳动数故也。饱食不用坐与卧,欲得行步务作以散之。不尔,使人得积聚不消之疾及手足痹蹙、面目黧皱,必损年寿也。(南梁朝·陶弘景《养

性延命录》)

【按语】 "生命在于运动",运动可以使气血调和,百脉通畅,脏腑功能旺盛,关节灵活,精神愉快,正所谓"流水不腐,户枢不蠹"。饮食过后不宜坐卧,应缓步当车,以加快胃肠的蠕动,促进消化液的分泌而加速食物的消化吸收,否则消化不良、停滞于胃而生病变。

【条文】 不见闲人精力长,但见劳人筋骨实。(清·张应昌编《清诗轶·徐荣〈劝民〉》)

【按语】 不见安逸少劳的人精力旺盛,活力四射;但见运动勤劳的人筋骨坚实,身体健康。

【条文】 劳其形者长年,安其乐者短命。(宋·欧阳修《删正黄庭经序》)

【按语】 勤俭劳作,适当运动者往往长寿;安逸恶劳者往往短命。

【条文】 善养身者,使之能逸能劳。(宋·苏轼《苏东坡集·教战守策》)

【按语】 善于养生的人,非常注重劳逸的结合,经常劳动而又劳不至疲。

【条文】 身勤则强,安逸则病。(清·蔡锷《蔡锷集·曾胡治兵语录·序及按语》)

【按语】 五体勤快则身体强壮,安逸少动则疾病缠身。

【条文】 养生莫善于习动,一身动则一身强。(清·颜元《颜氏斋言行录》)

【按语】 "生命在于运动",养生亦是如此,运动可以促进胃肠蠕动,以助消化从而促使营养物质的吸收,加快新陈代谢;还可以促进血液循环,提供机体代谢所需的各种能量,故颜氏认为"一身动则一身强"。

【条文】 饭后食物停胃,必缓行数百步,散其气以输于脾,则磨胃而易腐化。(清·曹庭栋《老老恒言·卷一·散步》)

【按语】 "胃主受纳",进食过后,食物暂停于胃,然"六腑以通为用",因此应当缓慢散步,以助胃肠蠕动,促进食物的腐熟运化。

【条文】 运体以却病,体活则病离。(明·高濂《遵生八笺·延年却病笺》)

【按语】 本条文论述了锻炼身体的重要性,运动可以强身健体,祛病延年。

【条文】 善养生者必使百节不滞,而后肢体丰腴,元气自足。(清·梁章钜《腹园丛话·水利》)

【按语】 善于养生的人,必定经常劳作运动,使五体勤快,百脉气血流畅,如此则肢体丰硕,正气充足,身体健康。

(三)房事有节　葆精护气

【条文】 不知节欲则阴涸阳驰而精气竭,不知节劳则液耗血亡而真气散。(清·徐灵胎《内经要略·上古天真论》)

【按语】 恣情纵欲,不知节欲者往往耗竭其精,消散其气;过度劳累,不知御劳者往往暗耗精血,精血消亡则真气耗散。本条文重点强调节欲保精、节劳养血对养生保健的重要性。

【条文】 饮食男女,人之大欲所存,难乎免俗,要贵知止不殆耳!(清·曹仁伯《琉球百问·琉球问答》)

【按语】 性功能是人体的正常生理现象之一,无论男女,一生当中都要经历从性腺发育、成熟一直到衰老、退化,从而相应地出现性功能由发生到活动旺盛,直至衰退、消失的过程,性行为是人类的一种生理本能,是人类生活的重要内容之一,因性生活的发生以精液的耗泄为终止,故过度纵欲,难免耗散肾精,消散真气,故历代养生家都提倡节欲保精,保持规律、适度的性生活。

【条文】 壮而声色有节者,强而寿。(南宋·陶弘景《养性延命录》)

【按语】 强健长寿的身体,除了要有强壮的形体,还要节制房事,保精节欲。

【条文】 服药千裹,不如一宵独卧;服药千朝,不如独卧一宵。(明·杨慎《古今谚·楚谚》)

【按语】 服药千副,不如一夜独睡;服药千日,不如独睡一宿。本条文论述了节欲保精的重要性。

【条文】 急守精室勿妄泄,闭而宝之可长活。(清·徐文弼《寿世传真·修养宜宝精宝气宝神第三》)

【按语】 肾精是人体生命活动的物质基础,精充则气足神旺,人体脏腑功能正常,若房事过度,恣情纵欲,则易竭其精、耗其真,未老先衰,故历代养生家都十分注重肾精的保养,主张节欲保精,使肾脏精气旺盛,人则长寿。

【条文】 虽有房室[①],而不令竭乏,则精神不敝[②]。(清·尤怡《金匮要略心典·卷上·脏腑经络先后病脉证》)

【注释】　①房室:指房事。

　　　　②敝:疲倦,疲乏。

【按语】　性欲是人体的正常生理需求,适度、规律的性生活有益于人体的健康,但纵欲无度就易竭其精,耗其神,未老先衰。故正确的房室养生,应保持适当、规律的性生活,唐代医家孙思邈认为"人年二十者,四日一泄;三十者,八日一泄;四十者,十六日一泄;五十者,二十日一泄;六十者,精闭不泄;若体力犹壮者,一月一泄。

【条文】　养生之道,以节欲为第一义。无论邪缘外合,减德丧心,必致减年促寿。即夫妇之间,人生所不容废,然亦须节制,不可过纵。(清·亟斋居士《达生篇·养节欲戒期附》)

【按语】　养生之道最重要的是节欲。男女的性爱是世间万物生长变化最朴实的本能,但也应该有所节制,不能过度,如果不加节制就会损害身体健康,缩短寿命。

(四)睡眠养生　还精养气

【条文】　睡侧而卧,觉正而伸,早晚以时,先睡心,后睡眼。(宋·蔡季通《睡诀》)

【按语】　睡眠应保持适宜的姿势和时间规律。①睡眠姿势,蔡氏提倡采用侧卧位,并呈屈曲状态。现在人们一般都采用右侧卧位,据现代研究,右侧卧位可以使全身肌肉得到最大程度的松弛,帮助胃中食物向十二指肠输送,避免心脏受到压迫,促进循环功能,减少由于心脏受压而产生的不适,且有利于安然入眠和保持睡眠的平稳,比较符合科学道理。睡眠的侧卧姿势与日间的觉醒时的端正伸直体位正好相反,一阴一阳、一动一静、相反相成,可以减少人体的疲劳感。②睡眠时间,严格按照作息规律,按时上床,按时起床,保证充足的睡眠时间,否则,就会影响身体的休养生息,扰乱生物钟,反过来又会影响睡眠的顺利进行,导致失眠和神经衰弱。③先睡心、后睡眼,入睡之前,应先把心"安静"下来,将所有的杂念尽行摒弃,恬静淡然,就自然而然地进入梦乡了。

【条文】 凡人卧,春夏向东,秋冬向西。(唐·孙思邈《千金要方·道林养性》)

【按语】 睡眠方向与健康紧密相关,春夏属阳,面应朝东卧,秋冬属阴,面应朝西卧。

【条文】 寝息:春夏晚卧早起,秋冬晚起早眠,夏不取极凉,冬不取极热,夜寒濯足,勿入星月下,勿眠卧讴唱,勿卧留灯烛,勿昼卧,勿坐卧当风,勿卧湿处,勿卧发言语。(明·周履靖《益龄明》)

【按语】 作息起居的养生原则:春夏晚睡早起;秋冬晚起早睡;夏天不要过分贪凉、冬天不要过分保暖;寒冷之夜,常以温水泡脚;不要睡在室外;睡觉不要留灯火;不要白天睡觉;不要当风而睡;不要睡在潮湿之处;睡觉要保持安静,不要讲话。总之,根据四时特点,掌握四时寝息的宜忌,对养生长寿确有重要意义。

【条文】 若是养生之诀,当以睡眠居先。睡能还精,睡能养气,睡能健脾益胃,睡能坚骨强筋。(清·李渔《翁立文集·第六卷》)

【按语】 若要养生,应当以睡眠为先,睡眠是一种重要的生理现象,人们在一天紧张的学习工作之后,无论脑力和体力,都处于高度疲劳之中,只有睡眠才能使全身细胞处于放松和休息状态,尤其是大脑神经细胞,所以说睡眠是一种使人们的精力和体力疲劳恢复正常的最佳方式。

【条文】 是睡非睡,药也。非疗一疾之药也,乃治百病、救万民、无试不验之神药也。(清·李渔《翁立文集·第六卷》)

【按语】 一睡解百病。

【条文】 知摄生者,卧起有四时之早晚,兴居有至和之常制,调养筋骨有偃仰之方,节宣劳逸有予夺之要。温凉合度,居处无犯于八邪,则身自安矣。(清·徐文弼《寿世传真·修养宜四时调理第五》)

【按语】 善于养生的人,起居作息应顺应春夏秋冬四时之早晚,春夏晚睡早起,秋冬早睡晚起,居处平和清净,勿坐卧当风,勿卧湿处,勿犯八邪,运动劳作要适度,既不过度又不少动,如此则身体健康,病无由生。

【条文】 屈膝侧卧,益人气力,胜正偃卧。(唐·孙思邈《千金要方·道林养性》)

【按语】 睡眠姿势宜侧卧。侧卧能益气活络,使气血顺畅、脏腑通达,身体得到很好的休息,有利于身体健康。

【条文】 就寝即灭灯,目不外眩,则神守其舍。(清·曹庭栋《老老恒言》)

【按语】 良好的睡眠还要求有适宜的环境,光线宜幽暗,睡前关灯,使神气内守,睡眠安稳。

【条文】 饱食偃卧①则气伤。(彭祖《摄生养性论》)

【注释】 ①偃(yǎn)卧:仰卧,睡卧。

【按语】 饱食之后不可立即寝卧,否则不仅会影响睡眠质量,更会加重胃肠负担,损伤脾胃,有害健康。

【条文】 冬夜勿覆其头得长寿。(唐·孙思邈《千金要方·道林养性》)

【按语】 冬季睡眠应将头部外露,即古人所说的"冻脑",使呼吸通畅,脑部供氧充足。

六、药疗、导引按摩、针灸与养生

(一)药疗与养生

【条文】 其本实者,得宣通之性必延其寿;其本虚者,得补益之情必长其年。(东汉·华佗《中藏经》)

【按语】 药物养生的用药选择应当依据个人的体质,辨证施补。年老体弱者固然选择补益之品,而体盛有实者则应当选择宣通泻实之品,如此,方可达到抗衰延年的效果。

【条文】 补之为义,大矣哉!然有当补不补误人者;有不当补而补误人者;亦有当补而不分气血,不辨寒热,不识开合,不知缓急,不分五脏,不明根本,不深求调摄之方以误人者,是不可不讲也。(清·程国彭《医学心悟》)

【按语】 服用补药应当依据五脏气血阴阳的虚实盛衰的情况而定,不可盲目进补,只有在确认虚证的情况下,有针对性的进补,才能达到养生保健的效果,否则有百害而无一益。

【条文】 凡养生却邪之剂,必热无偏热,寒无偏寒;温无聚温,温多成热;凉无聚凉,凉多成寒。阴则奇之,阳则偶之,得其中和,此制方之大旨也。(明代·万全《养生四要》)

【按语】 在养生用药方面要考虑药性的问题,不宜过偏。过寒伤阳,过热伤阴,凉药过多反成了寒证,温药过多则成了热证,因此,可以在用药组方时寒热并用,使其中和,有养生延年之功,而无寒热过偏之害。

【条文】 人资食以为养,故凡有疾,当先以食疗之。盖食能排邪而保冲气①也。食疗不已,然后命药者,其不得已而用之欤!(宋·赵佶等《圣济总录·卷第三·叙例食治》)

【注释】 ①冲气:似为"中气"之误。

【按语】 人体的生长发育,功能代谢全凭借饮食营养的消化吸收而提供能量,因此当发生疾病的时候,首选饮食调养,因为饮食调养能够保护中气,充养正气,固护肌表,以驱邪外出。如有病食疗不能治好,那当然考虑用药来治疗。这也是不得已而为之的。

【条文】 冬三月宜常得酒药两三剂,至立春勿服。故能使百疾不生。(宋·赵佶等《圣济总录·卷第四·法治·汤醴》)

【按语】 "冬宜进补",冬三月天寒地冻,人体阴气盛而阳气衰,此时若能温服药酒两三剂,则能温补阳气,从而使阴阳调和,正气充足,自然百病不生。

【条文】 药医不如食医。(清·沈李龙《食物本草会纂·日用家钞》)

【按语】 疾病之后应当首选食疗,若食疗不已,然后命药。

【条文】 谨和五味,脏腑以通;气血以流,骨正筋柔,腠理以密,可以延年却病。(清·沈李龙《食物本草会纂·菜部》)

【按语】 "民以食为天",饮食是人类维持生命的基本条件,而人要健康、充满活力与智慧,则又不能仅仅满足于吃饱喝足,还需考虑饮食的合理调配,从而保证人体必需的各种营养物质。若五味调和则脏腑精气充盈,气血流畅,骨壮筋柔,腠理固密,可以延年祛病。

【条文】 补虚助弱,用药概须温和,久服自能奏功,乃无留害。(清·丁其誉《寿世秘典·调摄·养生要论》)

【按语】 "虚者补之",大凡人体正气虚弱,非一朝一夕所致,乃各种致病因素日积月累所为,故用药调摄,应从长计议,温和缓调。

【条文】 无病而服药,富贵之人所为,是揠①苗助长也;畏死而求神仙,聪明人之所为,是大智若愚也。(清·王士雄《潜斋医学丛书·言医》)

【注释】 ①揠:拔起。

【按语】 富贵之人,为求无病长生,往往滥服补药,以致阴阳失调,反而生害;聪明之人,为求无病长生,往往求助于养生之道,因此是正确的做法。

【条文】 药为治病而设,非养生之物也。(清·王士雄《潜斋医学丛书·言医》)

【按语】 药石专为治疗疾病而设,并非养生保健之品。

【条文】 古云"三分医治,七分调养",信然①。凡病未愈,忽添内外杂症,或旧疾复发,皆不善调养所致。(清·王燕昌《王氏医存》)

【注释】 ①信然:确实是这样。

【按语】 古人云:"疾病三分在治,七分调养",的确是这样。

调养得宜可使阴阳调和，正气充盈则疾病速愈；调养失宜，往往导致疾病缓愈、不愈甚至愈后复发。

【条文】 饮食得宜，足为药饵之助，失宜则反与药饵为仇。（清·章穆《饮食辨录·发凡》）

【按语】 大凡病后，若饮食调养得宜，足以辅助药力，加速疾病的痊愈；若饮食失宜，非但不能辅助药力，反而削弱药物应发挥的作用。

【条文】 大抵味以养精者也，药石以治疾者也。养精为本，养形次之，治疾为下。（清·孙承泽《天府广记·卷三十一·太医院》）

【按语】 饮食五味，经脾胃消化吸收，可以充养五脏六腑、四肢百骸的精气；药石往往专为疾病而设。大凡养生原则都是以养精为根本，养形次之，治疾为下。

【条文】 治病首重调养，调养得法，事半功倍。（清·陆清洁《医药顾问大全·内科外感病编辑大意》）

【按语】 治疗疾病首先应当重视调养，若调养得当，往往可以加速疾病的痊愈，起到事半功倍的效果。

【条文】 是以治病用药力，惟在食治将息，得力大半，于药有益。所以病者，务在将息节慎，节慎之治，可以长生。（明·朱梓《普济方·卷五·论服饵》）

【按语】 治疗疾病的同时宜注意饮食的调养，若饮食清淡，五味调和，营养丰富则可以充养正气，辅助药物祛除病邪，起到事半功倍的效果。

【条文】 气血资于药食,药食非即气血。(清·唐甄《潜书·自明》)

【按语】 人的气血靠食物、药物的滋养及供给,但食物、药物本身并不等于气血。提示人们应根据年龄、体质、病情选择合理的药食(包括品类、用量、调剂等),才能调理气血,如用之不当,反而有害。

【条文】 安身之本,资于食。救疾之速,必凭于药。不知食宜者,不足以存生也;不明药者,不足以除病也。(明·朱梓《普济方·食治门》)

【按语】 安身立命的根本来源于饮食五味的充养,治病救人的速效必须依靠药物的攻逐,不知饮食调摄的人,不能健康长寿;不明药物功效的人,不能治疗疾病。

【条文】 不知食宜者,不足以存生也。不明药忌者,不能以除病也。(唐·孙思邈《备急千金要方·食治门》)

【按语】 不知道饮食宜忌的人,就不足以谈健康长寿。不了解药物禁忌的人,就不能驱除疾病。

【条文】 夫为医者,当须先洞晓①病源,知其所犯②,以食治之。食疗不愈,然后命药。(唐·孙思邈《备急千金要方·食治门》)

【注释】 ①洞晓:深知。
②知其所犯:知道引起疾病的原因。

【按语】 医者治病,应当深知引起疾病的原因,明白病邪所侵犯的脏腑经络部位,然后寄希望于饮食调养,培补正气。若食疗不能愈病,再借助药物治疗。

【条文】 凡人有虚损之病,及早为之补益,庶有延龄之望。(宋·严用和《济生方·补益》)

【按语】 本条文体现了中医治未病的思想,"既病早治",凡是有虚劳耗损一类的疾病,应当早用补益的药物,以扶助正气。

【条文】 养寿之士,先病服药。(东汉·王符《潜夫论·思贤》)

【按语】 本条文体现了中医治未病的思想,"未病先防",善于养生的人,没有疾病的时候,往往服用一些补益的药物,培补正气,固护肌表,以防邪人。

【条文】 肺虚者补脾,土生金也。(清·程国彭《医学心悟·医门八法》)

【按语】 五行之中,肺属金,脾属土,脾为肺之母,根据"虚者补其母"的治疗原则,肺虚者应当补脾,以培土生金。

【条文】 脾虚者补命门,火生土也。(清·程国彭《医学心悟·医门八法》)

【按语】 五行之中,脾属土,命门属火,火为土之母,根据"虚者补其母"的治疗原则,脾虚者应当补命门火,以益火补土。

【条文】 肾虚者补肺,金生水也。(清·程国彭《医学心悟·医门八法》)

【按语】 五行之中,肾属水,肺属金,肺为肾之母,根据"虚者补其母"的治疗原则,肾虚者应当补肺,以金水相生。

【条文】 肝虚者补肾,水生木也。(清·程国彭《医学心悟·医门八法》)

【按语】　五行之中,肝属木,肾属水,肾为肝之母,根据"虚者补其母"的治疗原则,肝虚者应当补肾,以滋水涵木。

【条文】　心虚者补肝,木生火也。(清·程国彭《医学心悟·医门八法》)

【按语】　五行之中,心属火,肝属木,肝为心之母,根据"虚者补其母"的治疗原则,心虚者应当补肝,以燃木生火。

【条文】　饮茶宜热,冷则聚痰;多饮则少睡,久服则消脂。(明·黄承昊《折肱漫录·养形》)

【按语】　饮茶宜温热,忌寒凉,因茶本味苦,若饮冷茶,容易损伤脾胃,脾胃受伤则生痰饮;饮茶不宜过多,否则易兴奋神经,导致难以入睡;饮茶不宜长久量大,否则易消减脂肪。

【条文】　苦茶久食益意思。(清·曹庭栋《老老恒言·食物》引华佗《食论》)

【按语】　喝茶对健康有益,尤其是清淡优质的茶,饮后颇有裨益。《神农本草经》记载:"茶味苦,饮之使人益思、少卧、轻身、明目",现代药理研究证明茶中含有茶碱,能够刺激神经、振奋精神。

(二)导引按摩与养生

【条文】　是以古之仙者,为导引之事,熊颈鸱顾,引挽腰体,动诸关节,以求难老。(南朝宋·范晔《后汉书·华佗传》)

【按语】　古代善于养生的人,练习导引,常常模仿熊活动脖子的动作、鸱鹰视物的动作,弯腰曲体,活动各个关节,以求长生不老。

【条文】 气是延生药,心为使气神。能从调息法,便是永年人。(清·徐文弼《寿世传真·修养宜行内功第二》)

【按语】 本条文论述了"气"的调养在养生保健中的作用,"精、气、神"是人身三宝,其中精是基础,气是活力,神是主导,由气以生精,气至则精随,由精以生神,精足则神旺,气的气化作用贯穿人体生命活动的全过程。气是精神相互维系的枢纽,因此气的充养是精神充沛、身体健康的保证,而气的充养又得依靠人的调息保养,只有善于保气调息的人,才可能健康长寿。

【条文】 夫欲导引^①行气,以除百病,令年不老者,常心念一,以还丹田。夫生人者丹,救人者还。全则延年,丹去尸存乃夭。所以导引者,令人肢体骨节中诸邪气皆去,正气存处。有能精诚勤习理行之,动作言语之间,昼夜行之,骨节坚强,以愈百病。(明·胡文焕《养生导引秘籍·太清导引养生经·慎修内法》)

【注释】 ①导引:以导气令和、引体令柔为特点,是主动的呼吸与躯体运动相结合的医疗体育保健法。

【按语】 通过吐故纳新、运动、练功等导引方法,吸收自然界的清气、齐聚人体之精气于丹田之中,久而久之正气存储,邪气尽去,则筋骨坚强,身体康健,百病无生。

【条文】 坚强^①者,死之徒也;柔弱微细,生之徒也。(马王堆汉墓出土帛书《老子》整理本)

【注释】 ①坚强:刚强,气功学与养生学的基本原则有以柔胜刚、以弱胜强等。

【按语】 元气的坚强攻势,预示着致人于死地;元气的柔弱微细运行,则预兆着人的生存。修养生之道者体内元气的动势,就如水的动势,可强可弱,可急可缓。修道者应将元气的强大攻势放弃

— 75 —

不用，时时使元气柔弱微细运行才是上策，这是气功学与养生学中以柔胜刚、以弱胜强的基本原则。

【条文】　人生如无根之树，全凭气息以为根株，一息不来，命非己有。故欲修长生者，必固其气，气固，则身中之元气不能随呼而出，天地之正气恒随吸而入，久之胎息①定，鄞鄂②成，而长生有路矣。有志者毋忘。（清·程林《医暇卮言·卷下》）

【注释】　①胎息：真气在丹田内的呼吸。
　　　　　②鄞鄂：命蒂。为身中元气长生处，调养元神的宫室。

【按语】　人的生长壮老就像无根的树，全靠气息的维持，若一息不来，则命非己有，故欲得长生的人，必固护其气，气固则身中的元气不能随呼气而排出，天地之间的正气、清气，均随吸气而吸入，久而久之，真气在丹田之中聚集，命蒂生成，从而能够长生，因此有志于养生的人，必须牢记气息的保养。

【条文】　春"嘘"明目大挟肝，夏至"呵"心火自阑，秋"呬"定知金肺润，冬"吹"惟令肾中安。三焦"嘻"却除烦热，四季常"呼"脾化餐。切忌出声闻口耳，其功尤胜保神丹。（清·尤乘《寿世青编·卷上·四季却病六字诀》）

【按语】　善于养生的人，常常顺应四时阴阳、五行更替的变化，根据五行脏腑配属原则，"春易肝郁、夏易心火、秋易肺燥、冬易肾寒"，故在治疗养生方面"春季应注重疏肝解郁、夏季应注重清心泻火、秋季应注重滋阴润肺、冬季应注重温补肾阳"，同时，因脾胃为后天之本，气血化生之源，故"健脾养胃"应贯彻其中。

【条文】　呼吸吐纳，全身养精。（唐·卢照邻《悲人生》）

【按语】 吐故纳新，调息纳气有助于颐养人体精气。

【条文】 呼吸吐纳，存神运想，闭息按摩，虽非大道，然能勤行积久，乃可却病延年。（清·尤乘《寿世青编·导引却病法》）

【按语】 每日坚持调节呼吸，吸清吐浊、闭目冥想，或结合按摩，可以起到保健、防病、延年的作用。

【条文】 吸新吐故以养脏，专意积精以适神，于以养生，岂不长哉？（东汉·班固《汉书·王贡两龚鲍传》）

【按语】 吸取天地之清气，呼出体内之浊气，以促进脏腑新陈代谢；专心意志，蓄养精气，以固护元神。如此作为养生的原则哪有不长寿的道理。

【条文】 每日必须调气补泻，按摩导引为佳，勿以康健便为常然，常须安不忘危，预防诸病也。（唐·孙思邈《千金要方·养性·居处法》）

【按语】 善于养生的人，应当居安思危，未病先防，不要以为现在健康，便忽视日常保健的重要性，每日吸清吐浊，练功修行，如此则精力充沛，身体健康。若等到生病之时再来寻医问药，则为时过晚，为养生家所不为。

【条文】 按摩法能疏通毛窍，能运旋荣卫。（明代·罗洪在《万寿仙书》）

【按语】 养生保健除了药物、针灸以外，还可按摩保健。通过运用各种不同的手法，使皮肤表面的血管扩张，肌肉得到放松，经络得以通畅，营卫气血得以调和，对于消除疲劳、增强健康体质有重要作用。

【条文】 摩手令热，揩摩身体，从上至下，名曰干浴，令人胜风寒时气热头痛，百病皆除。（明·胡文焕《养生导引秘籍·导引按摩篇》）

【按语】 双手互相搓摩至发热，双手由上至下按摩搓擦身体，这叫"干浴"，具有驱风散寒、促进全身血液循环之功，常做能增强机体抵抗力。

【条文】 晨夕以梳梳头，满一千梳，大去头风，令人发不白。（明·胡文焕《养生导引秘籍·导引按摩篇》）

【按语】 坚持每天晨起梳头 1000 次以上，能治疗头痛，并使头发变得乌黑发亮有光泽。

【条文】 夫五禽戏法，任力为之，以汗出为度。有汗以粉涂身，消谷气，益气力，除百病。能存行之者，必得延年。（明·胡文焕《养生导引秘籍·导引按摩篇》）

【按语】 五禽戏法：即一曰虎、二曰鹿、三曰熊、四曰猿、五曰鸟。虎戏者，四肢距地，前三踯（跳），却（向后）三踯，长引腰，侧脚，仰天，即返距行、前却各七过（次）也。鹿戏者，四肢距地，引项反顾，左三右二，伸左右脚，伸缩亦三亦二也。熊戏者，正仰，以两手抱膝下，举头左擗地七（次），右亦七（次），蹲地，以手左右托地。猿戏者，攀物自悬，伸缩身体，上下一七，以脚拘物倒悬，左右七，手钩脚五，按头各七。鸟戏者，双立手，翘一足，伸两臂，扬眉，用力各二七，坐伸脚，手挽足趾，各上，缩伸两臂各七（次）。此套戏法动作以身体微微出汗为宜，具有助消化、益气健骨、提高抵抗力的作用，如长期坚持，能健身延寿。

（三）针灸与养生

【条文】 故曰用针之要，在于知调，调阴与阳，精气乃充,合形与气,使神内藏,故曰上工平气,中工乱经,下工绝气危生,不可不慎也。必察其五脏之变化,五脉之相应,经脉之虚实,皮肤之柔粗,而后取之也。(晋·皇甫谧《针灸甲乙经·针道自然逆顺》)

【按语】 针灸治疗要点在于善调阴阳,使精神内守、形神合一;此外还须明察五脏的变化,经脉的虚实,皮肤的柔粗,并据此进行取穴。

【条文】 春夏刺浅,秋冬刺深,缘春夏阳气在上,人气亦在上,故当浅取之;秋冬阳气在下,人气亦在下,故当深取之。(明·朱梓《普济方·针灸》)

【按语】 针刺的深浅取穴讲究顺应四时变化。春夏为阳,人体之阳气在上,故针刺宜浅;秋冬为阴,人体之阳气在下,故针刺宜深取之,符合《内经》"春夏养阳,秋冬养阴"的理论。

【条文】 虚则补之,实则泻之,不虚不实,以经取之。然虚者补其母,实者泻其子;当先补而后泻;不实不虚,以经取之者。(明·朱梓《普济方·针灸》)

【按语】 针灸治疗原则:虚证取本经之母穴采用补法,实证取本经之子穴用泻法,不虚不实之证取本经穴位,用平补平泻法。

【条文】 肚腹三里留,腰背委中求。头项寻列缺,面口合谷收。(明·徐凤《针灸大全·四总穴歌》)

【按语】 中医养生专家认为,四总穴与人体脏腑器官联系密切,经常按摩列缺、合谷、足三里、委中这四个防病保健要穴,能疏通经络、调和气血、扶正祛邪、增强机体抗病能力,达到健康长寿的目的。

肚腹三里留:足三里是足阳明胃经的合穴,足阳明胃经循行经过胸腹而属胃络脾,然后再下行到下肢。肚腹病变多半与脾胃功能障碍有关,同时该经又通过腹部,故针灸足三里可以疏通足阳明经经气,调节脾胃功能。因而对于肚腹病痛,针灸足三里穴有良好的疗效。现代研究表明,针刺足三里穴对胃动力具有双向调节功能,若胃弛缓时可使其收缩加强,胃紧张时使之弛缓,并可解除幽门痉挛。对于消化不良者,针灸该穴可使原来低下的胃游离酸、总酸度、胃蛋白酶和胃脂肪酶活性迅速升高。

腰背委中求:委中是足太阳膀胱经的合穴,腰背部是足太阳膀胱经的循行部位,故腰背痛取委中穴有效。肾与膀胱互为表里,故肾虚腰痛取该穴也有很好的疗效。

头项寻列缺:列缺是肺经络穴,又是八脉交会穴之一,通于任脉,任脉与督脉相通,头项为督脉所循行的部位,故头项痛取列缺穴有效。又因列缺是肺经络穴,针之可疏解表邪,所以也可治疗风寒外邪所致的头痛。

面口合谷收:合谷是手阳明大肠经的原穴,手阳明大肠经起于示指之端,上行入下齿,左之右,右之左,上挟鼻孔,又手阳明经筋循行到头面,故面口疾病取合谷穴有良效。

【条文】 人于无病时,常灸关元、气海、命门、中脘,虽未得长生,亦可得百余岁矣。(宋·窦材《扁鹊心书》)

【按语】 平素养生可以常灸关元、气海、命门、中脘等穴位,能达到调畅经络气血、和养脏腑、益寿延年的效果,所谓无病自灸。

七、因人养生，有的放矢

（一）妇女养生

【条文】 妇人月事未绝而与交合，令人成病。（唐·孙思邈《千金要方·房中补益》）

【按语】 妇人养生应注意保持经期卫生，行经期间不宜行房事，以免引起疾病。

【条文】 按妇女行经之期，自来至去，数日之内，俱宜小心谨慎，以防不测之虞①。倘若调理失宜，必然为害不浅。须戒暴怒，莫损于冲任②；远色戒，莫损于血海③；节饮食，以保脾胃；减劳役，以固肺肝；调剂寒温，以和腠理。（清·损德润《医学汇海·卷二十一·调经》）

【注释】 ①虞：贻误。
②冲任：冲脉和任脉。
③血海：冲脉。《素问·上古天真论》："冲为血海"。

【按语】 妇女经期的注意事项：戒暴怒；远色戒；节饮食；减劳累；调剂寒温。妇女在月经来临的时候，要小心谨慎，如若调理不当，则会导致疾病的发生。要戒除情绪的急躁愤怒，以防损伤冲任两脉；远离情欲房事，不要让冲脉受到损伤；节制饮食，以保护脾胃；不要过度劳累，以巩固肺气和肝气；调剂好冷暖，使肌肤平和。

【条文】 女子养血之法,颇有须资①药力为功者,然其至要仍在自养。一须胸襟宽大,切忌多怒;二须心地洁净,切忌杂虑。(清·吴克潜《养生须知·房事养生法》)

【注释】 ①资:借助,凭借。

【按语】 女子养血的关键是自养。女子养血,虽然也可以借助药力来达到目的,但其中最重要的是自我调养:一要心胸宽大,避免多怒;二要心地纯洁干净,不要胡思乱想。

【条文】 夫母病则子亦病,母健则子亦健。(民国·吴克潜《儿科要略》)

【按语】 母亲的健康状况直接影响胎儿的健康,故孕妇尤其要注意养生以保胎。

【条文】 胎成之后,阳精之凝,尤仗阴气护养,故胎婴在腹,与母同呼吸、共安危,而母之饥饱劳逸、喜怒忧惊、食饮寒温、起居慎肆,莫不相为休戚。(清·陈复正《幼幼集成》)

【按语】 孕妇养胎与胎教重在注意饮食起居的规律与情志的调节。不要贪食寒凉或辛热之品,不要太过喜、怒、忧、惊。

【条文】 古者妇人怀孕,即居侧室,与夫异寝,以淫欲最当所禁。(清·陈复正《幼幼集成·保产论》)

【按语】 孕妇养生应当戒房事,清心寡欲,分房静养,尤其在怀孕早期和产前的三个月里,更应慎之戒之。

【条文】 妇女受胎之后最宜调饮食,淡滋味,避寒暑,常得清纯和平之气,以养其胎,则胎元完固,生子无疾。(明·万全《妇女秘科》)

【按语】 孕妇养生保健应注意调摄饮食，清淡而富有营养；谨慎起居，避免受凉或中暑；保持环境清幽安静，情绪乐观平和。

【条文】 坐无邪席，立无偏倚，行无邪径，目无邪视，口无邪言。（隋·巢元方《诸病源候论·妇人妊娠病诸候上》）

【按语】 做好胎教是孕妇保健的重要内容，孕妇应当加强思想品德修养，心胸宽广，宽人待己，近美远恶，言行举止端庄大方，使胎儿禀气纯正，有助于良好品质的形成。

【条文】 宁静即是胎教。（清代·《叶氏竹林女科》）

【按语】 孕妇保健还要求孕妇遇事冷静，不被忧伤恼怒等不良情绪所扰，保持乐观、稳定、平和的心境，使气血调和，胎元调固，以利于胎儿生长发育。

【条文】 是以妇女孕期，须重胎教，不但动怒宜戒，他如哀乐之发，亦不可失之过度。总之，七情虽有不能免，然必求其中乎节，则子女将来当能性情温良，聪慧易育也。（民国·吴克潜《儿科要略》）

【按语】 强调胎教之要重在调节情志。不宜动怒、哀乐太过，否则会影响子女将来的性情与智商。

【条文】 毋登高，毋用力，毋疾行，毋侧坐，毋曲腰、毋跛倚、毋高处取物，毋向非常处大小便，毋久立久坐，毋久卧、毋犯寒热。（清·张曜孙《产孕集》）

【按语】 怀孕妇女要注意生活起居，动作小心谨慎，不登高、用力、疾行、弯腰、偏倚侧坐、久站久立、受寒中暑，等等。

【条文】　产妇临盆,必须听其自然,勿宜催逼,安其神志,勿使惊慌,直待瓜熟蒂圆,自当落矣。(清·陈复正《幼幼集成·保产论》)

【按语】　产妇生产时必须顺其自然,不宜催生早产,不要过度紧张慌乱。

【条文】　奈世人所论,独重男子,不知书云。女子嗜欲过于丈夫,感病①倍于男子。况产蓐带下,三十六病,损气伤血,挟症多端,故女人尤宜清心节欲,便是调经却病之第一②。(清·冯兆张《冯氏锦囊秘录·女科·月经门》)

【注释】　①感病:得病,生病。
　　　　　②第一:最重要,最要紧。

【按语】　女子养生尤其要注意清心寡欲。女子如果过分贪恋欲望,感受疾病的机会比男子多1倍。况且女子有产后、月经病等多种疾病,都可能损气伤血,症状又很复杂,所以女子更应该心境平和,节制欲望,这是调理好月经、防止疾病最重要的。

【条文】　虚非病也。如妇人产后、男子大病后,有虚无病,必善调养,可以无事①医治。(清·魏荔彤《伤寒论本义·卷之首》)

【注释】　①无事:不从事。事,从事。

【按语】　虚弱不一定是疾病,如妇人产后、男子大病之后的恢复期,都会身体虚弱,一定要好好调养,就可以不用医治。

【条文】　妇人产后,百脉空虚,最易致疾。此时养生,最当注意,一有不慎,祸患立至。然谨谨慎守,亦可安然无事。(清·吴克潜《养生须知·产后养生法》)

【按语】　强调了妇女产后调养的重要性。妇女产后,气血运行的通道都空虚了，最容易导致疾病的发生。此时更应该注意调养，一旦不小心，立刻给身体带来灾祸；但若小心保养身体，就会安然无恙。

【条文】 乳母之食料，宜清淡而富有滋养料者为合，牛乳、鸡蛋、猪蹄、青菜之类，于乳母最为相宜。（民国·吴克潜《儿科要略》）

【按语】 乳母最适宜的饮食为清淡而富有营养之品，如牛乳、鸡蛋、猪蹄、青菜等。

【条文】 乳母……初生至三月以内者，最为适用，以哺至十个月或一周岁为止。（民国·吴克潜《儿科要略》）

【按语】 母乳喂养的最佳时间为婴儿出生至 10 个月或 1 周岁。

（二）男子养生

【条文】 男子以葆精为主，女子以调经为主。葆精之道，莫如寡欲；调经之道，先在养性。（清·程国彭《医学心悟·妇人门·求嗣》）

【按语】 男子养生重在葆精，女子养生重在调理经血，而葆精的方法，最好的莫过于减少欲望；调经的方法，最好的莫过于培养性情。

【条文】 男子强精之法，不必饵服壮阳药物，只须清心寡欲，烟酒不染，如是则神全气足精充。（清·吴克潜《养生须知·养生须分男女》）

【按语】 男子强精的方法，不一定要服用壮阳的药物，只是需要心中安静，没有杂念，节制欲望，不吸烟喝酒，如果能做到这样，则精神饱满,神气旺盛,肾精充足。

【条文】 男子欲注意养生,第一在节欲,第二在忍耐。能节①欲则精神充足,能忍耐则意气和平。(清·吴克潜《养生须知·养生须分男女》)

【注释】 ①节:节制。

【按语】 男子养生的注意事项:节欲和忍耐。男子若能节制欲望,则精神饱满,若能忍耐,则心气平和。

【条文】 凡人饥欲坐小便,若饱则立小便,慎之无病。(唐·孙思邈《千金要方·道林养性》)

【按语】 男子小便姿势应注意到饮食的情况,饥饿虚弱时应坐排,食饱无病时可站立。

(三)老人养生

【条文】 老年有竟日食粥,不计顿,饥即食,亦能体强健,享大寿。(清·曹庭栋《老老恒言》)

【按语】 重视饮粥养胃以期益寿的措施。老年人养生应多食粥,尤其以补益精气之品为粥,不仅强身防老,又无损伤脾胃之弊。

【条文】 能长年者,必有独盛之处。阳独盛者,当补其阴;阴独盛者,当益其阳。然阴盛者十之一二,阳盛者十之八九。(清·徐灵胎《慎疾刍言·老人》)

【按语】 老年人必然会出现阴阳单一偏盛的情形。阳气独盛的人,应当补其阴;阴寒偏盛的人,应当补其阳。但是,阴盛的人只占十之一二,阳盛的人占十之八九。

【条文】 粥能益①人，老年尤宜。（清·曹庭栋《老老恒言·卷五·粥谱说》）

【注释】 ①益：补益。

【按语】 粥能补益人的身体，老年人尤其适宜服食。

【条文】 凡老年阳多阴少，饮阴血①以配阳气。（明·倪士奇《两都医案·南案》）

【注释】 饮阴血：指饮乳汁。

【按语】 老年人养生应该注意保持阴阳平衡，如果阳气偏盛，阴液偏虚，要饮乳汁以制约阳气的偏亢。

【条文】 以人补人，以血补血，早晚需之。此返老还童、却病延年最好妙法也。（明·倪士奇《两都医案·南案》）

【按语】 因人体之虚而用固精、益气、适时、静心、导引诸法以补益，因气血之衰而以补血药食滋助益血。早晚适当选用，这就是使人返老还童、祛病益寿的最妙最好的方法。

【条文】 长年病与高年病，大要在保全胃气。保全胃气，在食不在药。万不可专功于药，致妨于食。倘其力所能食，时所能食，宁可因食而废药，不可因药而废食。人当病愈后，胃气必虚，固不可恣情口吻，尤不可小心太过，绝口不沾肉味。（明·裴一中《言医》）

【按语】 慢性病与老年病最重要的在于保全胃气，而保全胃气最重要的是调理饮食。如果人生病后，胃口尚好，就要让他吃饭，宁可吃饭不吃药，也不可吃药而不吃饭。当疾病初好后，脾胃之气必然虚弱，固然不可放肆乱吃以饱口福，但也不可小心谨慎太过头，以致连点肉味都不敢尝了。

【条文】 老年以独寝为安。(清·曹庭栋《老老恒言·卷四·被》)

【按语】 老年人以独自睡眠为好。

【条文】 老年三戒:一戒之在食。二戒之在色。三戒之在感情激动。(姜春华《姜春华论医集·医话》)

【按语】 老年人应该戒除三件事:一要节食,二要戒除女色,三要保持心情平静,避免感情激动。

【条文】 故养老之要,耳无妄听,口无妄言,身无妄动,心无妄念,此皆有益老人也。(唐·孙思邈《千金翼方·养性》)

【按语】 养生长寿的要诀是,耳不听非分的声音,口不讲非分的语言,身不做无益的动作,心无非分的念头,这些要点都有益于健康长寿,特别是对已老之人。

【条文】 腹为五脏之总,故腹本喜暖。老人下元虚弱,更宜①加意②暖之。(清·曹庭栋《老老恒言·卷一·安寝》)

【注释】 ①宜:应该。
②加意:刻意,特意。

【按语】 腹部是五脏汇总的地方,所以腹部喜欢温暖,老年人下元虚弱,更应该注意保暖腹部。

【条文】 体弱人每事当知所节。节欲,节劳,节饮食,此其大要。(明·黄成昊《折肱漫录·养形》)

【按语】 体质虚弱的人,凡事都要注意有所节制,而最重要的是节制欲望、不要过劳、节制饮食。

【条文】 其治之之道，餐精华，处奥庭，燮理①阴阳，周流和气，宜延年之药，以全其真。（战国·《素问·病机气宜保命集》）

【注释】 ①燮理：调理。

【按语】 根据老年人的生理特点，适当的身体锻炼，加之合理的药膳和食养，有益于延年益寿。

(四)小儿养生

【条文】 腹不嫌过暖。（清·曹庭栋《老老恒言·安寝》）

【按语】 腹部应注意保暖。

【条文】 凡乳母慎护养儿，乳哺欲其有节，襁褓欲其有宜，达其饥饱，察其强弱，适其薄，循其寒燠，盖自有道，不可不知也。（宋·《小儿卫生总微论方·慎护论》）

【按语】 幼儿护养重在哺乳有节，保暖适中。

【条文】 小儿宜使其有早起早眠之习惯，若未满二岁以上者，则日间宜使睡眠一次，俾其精神有充分之休养。（民国·吴克潜《儿科要略》）

【按语】 培养小儿早睡早起的好习惯。

【条文】 若要小儿安，常带三分饥与寒，此虽古昔之俗谚，实合卫生之至理者也。略能耐寒，可使小儿气血强盛，腠理坚固。（民国·吴克潜《儿科要略》）

【按语】 小儿常带三分饥与寒，能加强气血流通，坚固皮肤腠理，提高小儿抗病能力。

【条文】 若遇天和无风之时，当抱儿在日中嬉戏，使数

见风日,则血凝气刚,肌肉硬密,堪耐风寒。(宋·《小儿卫生总微论方·慎护论》)

【按语】 在风和日丽之时,让幼儿在户外玩耍,适当日晒,才能使气血流通,肌肉结实,抵抗能力增强。

【条文】 不见风日,则脆软不任,易为伤损。(宋·《小儿卫生总微论方·慎护论》)

【按语】 未经风吹日晒的幼儿抵抗力弱,容易生病。

【条文】 温养过宜,适以为害。(宋·《小儿卫生总微论方·慎护论》)

【按语】 过度喂养或过分保暖,对幼儿均无益处。

八、顺应四时 因时养生

【条文】 四时阴阳者,万物之根本也。所以圣人春夏养阳①,秋冬养阴②,以从其根。(战国·《素问·四季调神大论》)

【注释】 ①春夏养阳:春夏顺从生长之气蓄养阳气,即养生、养长。

②秋冬养阴:秋冬顺从收藏之气蓄养阴气,即养收、养藏。

【按语】 养生的两个重要思想是春夏养阳,秋冬养阴。四时阴阳的变化,是万物生长收藏的根本,所以养生的关键在于顺应四时阴阳的变化,春夏顺应生长之气以蓄养阳气,秋冬顺应收藏之气以蓄养阴气,即春养生,夏养长,秋养收,冬养藏。

【条文】 故圣人春夏养阳,秋冬养阴,以顺其根①,以契②造化之妙。(郭霭春·《中国分省医籍考·甘肃省·第八类·养生·养气法》)

【注释】 ①根:根本。

②契:相和,投合。

【按语】 所以圣人春夏顺从生长之气蓄养阳气,秋冬顺从收藏之气蓄养阴气,即春养生,夏养长,秋养收,冬养藏,以适应自然界气候变化的自然规律。

【条文】 冬则朝勿虚①,夏则夜勿饱。早起不在鸡鸣前,晚起不过日出后。(宋·李昉等《太平御览·卷七百二十·方术部·养生》)

【注释】 ①虚:指空着肚子。

【按语】 养生要注意生活起居。冬天,早晨不能空着肚子;夏天,晚上不能吃得过饱。起床最早不要在鸡叫以前,最晚不要在日出以后。

【条文】 阴阳四时者,万物之终始也,死生之本①也。逆之则苛疾②不起,是谓得道③。道者,圣人行之,愚者佩④之。(战国·《黄帝内经素问·四季调神大论》)

【注释】 ①本:根本。

②苛疾:重病。苛,重。

③得道:即符合养生法则。道,指养生之道,亦即养生规律。

④佩:通"背"。违背。

【按语】 养生的基本规律是顺应阴阳四时气候的变化。阴阳四时的变化,贯穿万物发展的全过程,是生长和死亡的根本原因。违背它就要发生灾害,顺应它就不会发生疾病。

【条文】 春宣脏腑,夏补丹田,秋温脾胃,冬凉上膈。(明·周履靖《夷门广牍·衣龄单》)

【按语】 春季,阳气生发,应该宣通脏腑;夏季,容易出汗耗气,应该固丹田以补气;秋季,天气干燥易伤肺,因此要温补脾胃,培土生金;冬季,外界气候寒冷,人们多食肥甘易生内热,应该清上膈火。

【条文】 凡四时之气,顺之则安,逆之则病。(明·张介

宾《类经·疾病类·八风五风四时之病》)

【按语】　顺应四时气候的变化,则不会发生疾病;违逆四时气候的变化,疾病就要发生。

【条文】　春夏宜早起,秋冬任晏眠[1],晏忌日出后,早忌鸡鸣前。(明·胡文焕《类修要诀·养生要诀》)

【注释】　[1]晏(yàn)眠:晚睡。

【按语】　睡眠起卧应顺应四时、昼夜晨昏变化,养成健康的睡眠规律。即,春夏应当早起,秋冬晚醒;对于一天起卧,最晚不要到太阳出来后起床,最早不要在鸡叫以前起床。

【条文】　冬不欲极[1]温,夏不欲穷[2]凉,不欲露卧星月,不欲眠中用扇,大寒大热大风大雾,皆不欲冒[3]之。(唐·孙思邈《备急千金要方·养性序》)

【注释】　[1]极:过分,过度。

　　　　　[2]穷:过分,过度。

　　　　　[3]冒:触冒,冒犯。

【按语】　冬天不要过分保暖,夏天不要过分贪凉。不要露宿在外,不要在睡着时用扇子,大寒、大热、大风、大雾的坏气候都不去冒犯它。

【条文】　春月少酸宜食甘,冬月宜苦不宜咸,夏要增辛减却[1]苦,秋辛可省[2]便加酸。季月[3]可咸甘略戒,自然五脏保平安。(清·尤乘《寿世青编·孙真人卫生歌》)

【注释】　[1]减却:减少。却,即减去,减少。

　　　　　[2]省:减掉,减少。

　　　　　[3]季月:指长夏,也就是 6 月。

【按语】　春季应该少食酸味,多食甘味;冬季应该多食苦味,少食咸味;夏季应该多食辛味,要少食苦味;秋季则应少食辛味,多食酸味;而长夏则应该少进食咸味、甘味,那么身体自然会安康。

【条文】 春夏养阳,秋冬养阴。(战国·《素问·四季调神大论》)

【按语】 春夏顺从生长之气蓄养阳气,秋冬顺从收藏之气蓄养阴气。即春养生,夏养长,秋养收,冬养藏。

【条文】 春三月,此谓发陈①,天地俱生,万物以荣,夜卧早起,广步于庭,被发缓形②,以使志生③,生而勿杀,予而勿夺,赏而勿罚。此春气之应,养生之道也。(战国·《素问·四季调神大论》)

【注释】 ①发陈:推陈出新。

②被发缓形:将头发披开,衣服要宽松,使形体舒缓。被,通"披"。

③以使志生:调摄精神应春阳生发之气,使情志条达舒畅。生,条达舒畅。

【按语】 春天,自然界的生发之气都已发动,万物欣欣向荣。此时,人们宜晚睡早起,舒缓形体,调摄精神,保持心胸开阔,情绪乐观,使肝气顺达,气血调畅,达到防病保健之目的。

【条文】 夏三月,此谓蕃莠①,天地气交②,万物华实,夜卧早起,无厌于日,使志无怒,使华英成秀③,使气得泄,若所爱在外④,此夏气之应,养长之道也。(战国·《素问·四季调神大论》)

【注释】 ①蕃莠:茂盛秀丽。蕃,茂盛。莠,华秀。

②天地气交:天地阴阳之气相交。

③华英成秀:各种植物开花结果。

④所爱在外:爱,精神意志也。在外,显露于外。

【按语】　夏季,天地阴阳之气相交,万物繁茂秀美。在这个季节,应该晚睡早起,使精神外向,意气舒展,神气旺盛饱满,这就是夏天的养生之道。

【条文】　秋三月,此谓荣平①。天气以急,地气以明②。早卧早起,与鸡俱兴。使志安宁,以缓秋刑③。(战国·《素问·四季调神大论》)

【注释】　①荣平:指自然万物的容貌和形体已经成熟,不再生长。荣,形体,容貌。平,达到顶峰之意。

②天气以急,地气以明:指秋天天空风气劲急,地面景象清肃。

③以缓秋刑:秋刑,秋气肃杀,万物收敛,故喻为"秋刑"。缓,缓和。

【按语】　秋季,万物形态平定,不再繁茂生长,在这个季节,应该早睡早起,精神内守不急不躁,收敛神气而不外露,从而使肺气清肃,使神志安宁,这就是适应秋天收养的方法。

【条文】　冬三月,此谓闭藏,水冰地坼①,无扰乎阳。早卧早起,必待日光,使志若伏若匿,若有私意,若已有得,去寒就温,无泄皮肤使气亟夺②。此冬气之应,养藏之道也。(战国·《素问·四季调神大论》)

【注释】　①水冰地坼:水结冰,地面坼裂。坼,裂开。

②亟夺:阳气外泄为"夺气",不断夺气叫"亟夺"。亟,屡次。

【按语】　冬季,生机潜伏,阳气内藏。此时人们要早睡晚起,使神志内藏,安静自若,注意保暖,不要使阳气外泄,此即适应冬天藏养的法则。

【条文】 侮天时者凶,顺天时者吉。(南朝梁·陶弘景《养性延命录·教诫篇》)

【按语】 轻慢天时的人,结局不良;顺应天时的人,结局吉利。

【条文】 欲防夏之伤暑者,在于冬之藏精也。(明·孙一奎《医旨绪余·防暑论》)

【按语】 要防止夏天受到暑湿的侵袭,关键在于冬天的闭藏精气。

【条文】 凡热泔洗头,冷水濯①成头风;凡人卧,头边勿安火炉,令人六神不安;冬日温足冻脑,春秋脑足俱冻,此乃圣人之常法也。(南朝梁·陶弘景《养性延命录》)

【注释】 ①濯(zhuó):清洗,冲洗。

【按语】 用热的淘米水洗头,不要用冷水冲洗,否则容易得头风病。凡是人睡卧时,头边不要安放火炉,否则令人头脑昏沉。到了冬天,脚要暖,头要凉,而在春秋季节,头、脚都要凉,这都是圣人的养生法则。

【条文】 延寿①之法,惟自护其身而已。冬温夏凉,不失时序,即所以自护其身也。(清·徐文弼《寿世传真·修养宜四时调理第五》)

【注释】 ①延寿:延长寿命,长寿。

【按语】 延年益寿的方法,只有自己保护、调养自己的身体而已,冬天保暖,夏天降温,要顺应四时调理身体。

【条文】 故君子春夏养阳,秋冬养阴,顺天地之刚柔。冒触之者,其病付焉。(清·冯兆张《冯氏锦囊秘录·杂症·伤寒大小总论合参》)

【按语】　君子春养生,夏养长,秋养收,冬养藏,顺应天地冷暖刚柔的变化。如果不按这个规律养生,那么疾病就会潜伏在体内。

【条文】　天地之气,常则安,变则病,圣人如持至宝,庸人妄为而伤太和①。(清·李守先《针灸易学·卷上》)

【注释】　①太和:哲学术语,形容阴阳二气既矛盾又统一的状态。

【按语】　天地之气运动正常,人就平安,如果突变异常,就会生病。圣人把它当做宝贝,而庸人胡作非为,破坏了阴阳二气的平衡,也就破坏了养生之道。

【条文】　一年之内,春防风,又防寒;夏防暑热,又防因暑取凉,而致感寒;长夏防湿;秋防燥;冬防寒,又防风。此八者,病者与调理病人者,皆所当知。(明·汪琦石《理虚元鉴·知防》)

【按语】　病人和护理病人的人都应当知晓的八件事是:一年之内,春天要防风,又要防倒春寒;夏天要防热,又要防因热贪凉而造成的感冒风寒;长夏要注意防湿邪;秋天防干燥;冬天要防寒,又要防风。

【条文】　冬不欲极①温,夏不欲极凉,不露卧星下,不眠中见肩。大寒、大热、大风、大雾,皆不欲冒之。(晋·葛洪《抱朴子·极言》)

【注释】　①极:非常,过分,过度。

【按语】　冬天不要过分保暖,夏天不要过分贪凉。因睡眠中极易受风寒,所以不可露睡在户外,且睡眠中体温有所降低,所以睡眠中不可不盖被或盖被而露肩。对极度的寒热和大的风雾天气都不宜轻率地冒犯。这些都是善于养生的人在日常生活顺应季节气候变化的养生方法和常识。

【条文】 人身如天地,和煦①则春,惨郁②则秋。春气融融,故能生物;秋气肃肃,故能杀物。明乎生杀之机者,可与论养生。(明·黄承昊《折肱漫录·养形篇》)

【注释】 ①和煦:温暖。

②惨郁:凄惨忧郁。

【按语】 人的一生就同自然界一样,温暖快活就如同春天一般,郁闷忧愁就像秋天那样,春天的气息融洽,所以能够使万物生发,秋天的气息萧瑟,所以能使万物凋零。养生之道讲求阴阳平和,天人相应,道法自然,形神统一。

【条文】 人吸春之木气以养肝,故肝旺于春;吸夏之火气以养心,故心旺于夏;吸季夏之土气以养脾,故脾旺于季夏;吸秋之金气以养肺,故肺旺于秋;吸冬之气以养肾,故肾旺于冬。五行之气互换于其中,如五味之关通于五脏也。(明·庄忠甫《叔苴子·内篇·卷二》)

【按语】 自然界四时阴阳与人体五脏在生理和病理上有密切关系,要根据四时变化、五行生克制化之规律,保养五脏。肝旺于春,木气旺则容易克土(脾胃),所以春季要好好养护脾胃;心旺于夏,火气旺则容易克金(肺),所以夏季要注意保养肺脏;脾旺于季夏,土旺容易克水(肾),所以季夏要注意养肾;肺旺于秋,金气旺则容易克木(肝),所以秋季要注意养肝;肾旺于冬,水气旺则容易克火(心),所以冬季要注意养心。

【条文】 人逆春气,则少阳不生,肝气内变①;逆夏气,则太阳不长,心气内洞②;逆秋气,则太阴不收,肺气焦满③;逆冬气,则少阴不藏,肾气浊沉④。(晋·皇甫谧《针灸

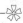

甲乙经·五脏变腧》)

【注释】　①肝气内变:指气不生发,则抑郁而伤肝。

②心气内洞:指心中空虚。

③肺气焦满:指肺热叶焦,气满于胸中。焦,干燥。

④肾气浊沉:少阴应藏而不藏,则肾气紊乱,而为沉下不摄,关门不固,如泄泻等病。

【按语】　养生必须尊重自然规律,顺应自然规律的变化,才能减少疾病,从而达到身体健康、延年益寿的目的。春天的时令属木,主生,与人体肝、胆生发之气相应,如果违背了春生的规律,少阳不能生发,就要发生肝气内郁的病变。同样,违背了夏长的规律,太阳不能生长,就要发生心气空虚的病变;违背了秋收的规律,太阴不能收敛,就要发生肺热叶焦的病变;违背了冬藏的规律,少阴不能潜藏,肾气内沉,就要发生泄泻的病变。

【条文】　春夏,乃天之用也,是地之体也。秋冬,乃天之体也,是地之用也。此天地之常道,既病,反常也。(金·李杲《脾胃论·气运衰旺图说》)

【按语】　春风可以生物,夏热也可以长物,这是自然界事物在上所起的作用;春天木气升,夏天火气浮,则是自然界事物在下存在的本体。秋天金气降,冬天水气浮,这是自然界事物在上存在的本体;秋燥可以收物,冬寒可以藏物,这是自然界事物在下存在的作用。这就是自然界的正常规律,生病就是因为违反了这种正常的自然规律。

【条文】　昼为阳,人应阳而动;夜为阴,人应阴而静。(明·张介宾《类经·藏象类·人身应天地》)

【按语】　人从事生命活动应该顺应阴阳的变化:白天属于阳,所以人应该在白天从事活动;夜晚属于阴,所以人应该在夜间休息。

【条文】 盖人之生也,必禀天地之正气以成形,藉阴阳之化育而赋命。(清·芝屿樵客《儿科醒·总论》)

【按语】 人是自然界的产物,禀受天地之正气而成,阴阳相和而有生命。

【条文】 春生夏长,秋收冬藏,是气之常也。人亦应之,以一日分为四时,朝则为春,日中为夏,日入为秋,夜半为冬。(战国·《黄灵枢经·顺气一日分为四时》)

【按语】 春主生,夏主长,秋主收,冬主藏,是四时之气的一般规律。人也与自然界的四时气候相应,如果把一天分为四时的话,早晨相当于春季,中午相当于夏季,傍晚相当于秋季,半夜相当于冬季。

【条文】 一年最与病有关者为二分二至。一日夜最与病有关者为黎明、薄暮①、日中、夜半,此乃一日之二分二至也。(恽铁樵《伤寒论辑义按·卷一·辨太阳病脉证并治》)

【注释】 ①薄暮:傍晚。

【按语】 一年之中与疾病发生关系最密切的是二分二至,即春分、秋分、夏至和冬至;一天之中与疾病发生关系最密切的是黎明、傍晚、中午和夜半,即一天之中的二分二至。

【条文】 时气迁变,病必随之。(明·张介宾《类经·针刺类·刺分四时逆则为害》)

【按语】 自然界有四时气候变化,疾病必定会随之而变化。

【条文】 春冻未泮①,下体宁过于暖,上体无妨略减,所以养阳之生气。(清·曹庭栋《老老恒言》)

【注释】　①泮(pàn)：冰雪融解。

【按语】　人体上半身为阳，下半身为阴。春天阳气始生，阴气犹在，气温变化极大，所以春季穿衣可上薄下厚，不可贸然减衣。

【条文】　当春之时，食味宜减酸增甘，以养脾气。(元·丘处机《摄生消息论》)

【按语】　春天是五行木旺之时，在人体与肝脏相应，此时饮食上因少吃酸食，多食甘甜之品，以健脾补脾，防肝过旺伤脾。

【条文】　使志无怒，使华英成秀，使气得泄，若所爱在外，此夏气之应，养长之道也。(战国·《黄帝内经·素问·四气调神大论》)

【按语】　夏季精神调养应当像此时自然界枝繁叶茂、欣欣向荣的事物一样，保持心胸开阔无怒、精神欢畅饱满等乐观外向的心性，使气机得以及时的宣散畅通。

【条文】　夏季心旺肾衰，虽大热不宜吃冷淘冰雪、蜜水、凉粉、冷粥。饱腹受寒，必起霍乱。(清·叶志铣《颐身集》)

【按语】　夏季心火当令旺盛，而肾水相对偏虚，身体往往处于外热里寒的状态，所以夏天不宜多吃冷食，否则贪多饮冷，势必会损伤脾胃阳气，出现呕吐、泄泻等不适。

【条文】　使志安宁，以缓秋刑，收敛神气，使秋气平；无外其志，使肺气清，此秋气之应，养收之道也。(战国·《黄帝内经·素问·四气调神大论》)

【按语】　秋天五行属金，与肺相应，容易产生悲伤的情绪，因此秋季养生首先应当保持情绪乐观安定，精神内敛，以适应万物收获、由盛转衰的状况。

【条文】 秋气燥，宜食麻以润其燥，禁寒饮。（元·胡思慧《饮膳正要》）

【按语】 秋季气温转冷，多干燥，津液容易消耗，因此秋季饮食应多吃芝麻、蜂蜜等滋阴润肺之品，少吃寒食免伤阳气。

九、区域有别　因地制宜

【条文】　人赖水以养生,可不慎所择乎。（明·李时珍《本草纲目》）

【按语】　水源、空气、土壤都是人类赖以生存的自然环境,要保证健康的生活,就要慎重选择适宜自己的自然环境,采取有效的保健预防措施,尽量避免自然环境中的有害因素对人体产生不良影响。

【条文】　东夷之地,四时皆春,其气暄和,民脉多缓。南夷之地,四时皆夏,其气蒸炎,民脉多大。西夷之地,四时皆秋,其气清肃,民脉多劲。北夷之地,四时皆冬,其气凛冽,民脉多石……南人北脉,所禀必刚[①];北人南脉,所禀必柔[②]。（清·管玉衡《诊脉三十二辨·辨方宜脉》）

【注释】　①南人北脉,所禀必刚:南方之人,如果脉石,那么其禀赋必然壮实。

②北人南脉,所禀必柔:北方之人,如果脉大,那么其禀赋必然虚弱。

【按语】　不同的地域,气候不同,人的体质状况也不同。东方之地,气候温暖,那里的人脉象多缓;南方之地,气候炎热,那里的人脉象多大;西方之地,天气清肃,那里的人脉象多劲;北方之地,气候寒冷,那里的人脉象多石。南方的人,如果脉石,那么其禀赋必然壮实;北方之人,如果脉大,那么其禀赋必然虚弱。

【条文】 一州之内,有山居①者为居积阴之所,盛夏冰雪,其气寒,腠理闭,难伤于邪,其人寿。其有病者多中风中寒之疾也。有平居②者为居积阳之所,严冬生草,其气温,腠理疏,易伤于邪,其人夭。其有病者多中湿中暑之疾也。(宋·庞安时《伤寒总病论·序论》)

【注释】 ①山居:居住在高山之上。
②平居:居住在平原。

【按语】 地理环境不同,四时气候不同,人的体质、寿命及所生疾病也各不相同。一州之内,有居住在高山的人,其所居之地为阴气聚集的地方,即使炎热的夏天也结冰下雪,其气候寒冷,人的腠理致密,不容易被外邪伤害,人的寿命高,人所患的多为中风、伤寒之类的疾病。有居住在平地的居民,其所居之地为阳气聚集的地方,即使严寒的冬季也生长草木,其气候温暖,人的腠理疏松,容易被邪气侵袭,人的寿命短,所患的大多是中湿、中暑之类的疾病。

【条文】 五方水土、饮食,各能移人肠胃。凡故土生长,则习与性成;若久客他方,水土不同,肠胃岂无少改?特改而致病者,在东南方,常是湿、热、痰、燥;在西北方,常是寒泻、疼麻。亦有水土性烈者,偏生异病。(清·王燕昌《王氏医存》)

【按语】 不同的地区方域,其水土品质和人们的生活习惯各不相同。造成了人体在体质和脏腑功能上的差异。人们长期在某一地理环境中生活,已形成了某种特殊体质,并通过生理上的不断调节来适应地理环境特点的影响;若长期客居他方,水土品质和人们的生活习惯不同,从而引起人体脏腑功能失调,疾病就会发生。在东南方,一般是湿、热、痰、燥;在西北方,则一般是寒泻和痛麻。

【条文】　五方地势不同,致使为病各异。(清·高士宗《黄帝内经素问直解·异法方宜论》)

【按语】　不同的地域,其地势有高下,气候有寒温燥湿之分,因此所生疾病各不相同。

十、养 生 禁 忌

【条文】 人忌于天,故云天忌,犯之则病,故不可不知也。(唐·王冰《重广补注黄帝内经素问·八正神明论》)

【按语】 人们养生不能违背自然的法则,如果违背了它,就要发生疾病,所以不能不知道。

【条文】 一日之忌①,暮无饱食;一月之忌,暮无大醉;一岁之忌,暮须远内②;终身之忌,暮③常护气。(明·郑瑄《昨非庵日纂》)

【注释】 ①忌:禁戒,禁忌。
②远内:避开女色。
③暮:晚年。

【按语】 一天之中的大忌,是晚饭不要吃得过饱;一月之中的大忌,是晚酒不要喝得过量;一年之中的大忌,是夜卧必须避开女色;一生之中需要戒防的是晚年必须守护元气。

【条文】 今人以饱食安眠为有生乐事,不知多食则气滞,多睡则神昏,养生家所忌也。(清·梁章锯《归田琐记·卷七》)

【按语】 现代的人把饱食和安眠作为是生命中快乐的事,却不懂得吃得过饱则会气机不畅,睡觉时间过长,则会令人头脑昏沉不清醒,这是养生的禁忌。

【条文】 十忌:忌早起科头①,忌阴室贪凉,忌湿地久坐,忌冷着②汗衣,忌热着晒衣,忌汗出扇风,忌灯烛照睡,忌子时房事,忌夏月凉水抹簟③、冬月热火烘衣,忌久观场演剧。(清·徐文弼《寿世传真·修养宜知要知忌知伤第四》)

【注释】 ①科头:指不戴帽子。
　　　　②着:穿。
　　　　③簟:竹席。

【按语】 养生有十条禁忌:一忌早起不戴帽子,二忌在背着阳光的屋里贪凉,三忌在潮湿的地方久坐,四忌在冷的时候穿被汗水浸湿的衣服,五忌在热的时候穿晒过的衣服,六忌在出汗时扇风,七忌在睡觉时点灯,八忌在子时行房事,九忌夏月用凉水抹席子、冬月用热火烘衣服,十忌久观场演剧,久视久听。

【条文】 人身无病,不可服药;一日服药,十日不复。(清·余听鸿《余听鸿医案·食参目盲》)

【按语】 身体没有疾病的时候,不要随便吃药;一天服药,十天也不能恢复。

【条文】 先天之精,受之生初;后天之精,生于谷气,故"精"字从"米"从"青"。欲葆精者,不徒借资药饵,更须调其饮食。凡煎煿辛燥等物,最易生热,不宜多食。(清·石寿棠《医原·女科论》)

【按语】 先天之精,来自于母体胚胎,后天之精,来源于水谷精微,所以"精"字从"米"从"青"。想要保精,不但要借助于药物,更应该调摄饮食。凡是煎炸的肉食、辛辣香燥之物,最容易生内热,不宜多食。

【条文】 养性之道,莫久行、久坐、久卧、久听,莫强食饮,莫大醉,莫大愁忧,莫大哀思,此所谓能中和。能中和者,必久寿也。(南朝梁·陶弘景《养性延命录》)

【按语】 养生的原则:不要行走太久、端坐太久、睡卧太久、注视太久、凝听太久;不要过多饮食、过多喝酒沉醉;不要太过哀愁、思虑,这就是所说的能够中和,能够中和的人,必定能长寿。

【条文】 脾弱人宜饮河水,得土气乃佳,不宜久饮山泉,气寒伤脾。(明·黄承昊《折肱漫录·养形》)

【按语】 脾胃虚弱的人可以饮河水,有益于脾胃;而不要长时间饮山泉,因泉水性偏寒凉,会损伤脾胃。

【条文】 梨性流利下行,虽能消痰止嗽,多啖①令人寒中。血虚与脾虚者忌食。(明·黄承昊《折肱漫录·养形》)

【注释】 ①啖:食,吃。

【按语】 梨性偏寒,流利下行,虽然可以消痰止嗽,但是多吃则会使脾胃虚寒,所以血虚和脾虚的人最好不要吃。

【条文】 善养生者,保守真元,外邪客气不得而干①之。至于药饵,往往招徕②真气之药少,攻伐和气之药多。故善服药者,不如善保养③。(元·邹铉《寿亲养老新书·养性》)

【注释】 ①干:侵犯,侵袭。

②招徕:招来。

③保养:这里的保养不仅仅是指食养,还包括养神、运动保健等。

【按语】 两条重要的养生原则:保守真元,外邪客气不得而干之;善服药者,不如善保养。真正懂得养生的人,能保养好真元之气,使得真元之气充盛,外来的六淫之气就不能侵犯身体。但是药物往往会导致正气的损伤,所以善于服药,不如善于保养。

【条文】 无病服药,如壁里安柱,为害甚大。(明·万密斋《养生四要·却疾》)

【按语】 没有病吃药,就好像在完好的墙壁里安装柱子,危害是很大的。

【条文】 君子①有三戒:少之时,血气未定,戒之在色;及其壮也,血气方刚,戒之在斗;及其老也,血气既衰,戒之在得②。(《论语·季氏》)

【注释】 ①君子:指思想品德高尚的人。

②得:过多的不当要求。

【按语】 君子有三件事需要戒备:戒色,戒斗,戒得。少年的时候,血气还没有充实,要戒除女色;壮年的时候,血气正当旺盛,要戒除斗殴;等到年老的时候,血气都已经衰弱了,要戒除过多的欲望。

【条文】 保肺之条件,其最宜禁忌,约有数端:一忌烟;二忌酒;三忌过吃辛苦或变味之物;四忌悲忧过度;五忌居住秽浊空气中;六忌痰浊不设法消灭,随地乱吐;七忌风寒侵袭;八忌蒙首而卧。(吴克潜《医药精华集》)

【按语】 保养肺脏最需要禁忌的有以下八条:一忌吸烟;二忌喝酒;三忌多吃辛苦或变味的食物;四忌悲哀忧愁过度;五忌居住在秽浊的环境中;六忌痰浊不想办法消灭;七忌感受风寒;八忌蒙头睡觉。

【条文】 酒多,血气皆乱;味薄,神魂自安。夜漱,却胜朝漱;暮餐,不若早餐。耳鸣,只须补肾;目暗,必须治肝。节饮,自然健脾;少思,必定神安。汗出,莫当风立;腹空,莫放茶穿。(宋·朱佐《类编朱氏集验医方·卷之十五·养生杂论·真常子养生》)

【按语】 酒饮多了会扰乱气血,口味清淡,自然心神安宁。临睡前漱口比晨起漱口更重要。晚上那一餐不若早上那一餐重要。耳鸣,应该补肾;视物昏花,应当补肝。节制饮食,自然可以健脾,少思虑必然神志安定。出汗时,不要当风而立;腹中饥饿时,不要喝茶。